WAC BUNKO

女はよい匂いのする男を選ぶ！なぜ

動物行動学で語る〝男と女〟

竹内久美子

WAC

はじめに　日米のＰＣ《ポリティカルコレクトネス》狂騒をＢＣ《バイオロジカルコレクトネス》で斬ります！

社会的常識より生物学的常識を

ちょうど一年余り前、このシリーズの第一弾の著書『ウエストがくびれた女は、男心をお見通し』の「はじめに」を書いた。

趣旨は、ＰＣ―ポリティカル・コレクトネス、政治的正しさ、特定のグループに対して差別、偏見を抱かないよう政治的、社会的に公正で中立な表現をすること―の嵐が吹き荒れている最中にＢＣ（バイオロジカル・コレクトネス、生物学的正しさ）の立場から物申すというものだった。

社会的常識とはまったく別個の、生物学的常識によって人間の行動や社会を斬っていこうとするのである。

今回もその立場に変わりがない。しかし、今思うと当時の私はポリコレの背後にあるもの、つまりその正体にほとんど気づいていなかったのだ。ポリコレとは単に社会の常識であり、時に暴走して行き過ぎとなり、社会に対立を産むなど、不安定な状態にすることがあるが、あくまでそれは二次的なものという認識だ。

ところが勉強をしてみると、ポリコレとはそんな穏健なものではなかった。もしかしたら最初から行き過ぎることを目的にしていたのではないかとさえ思ってしまう。『ポリコレの正体 「多様性尊重」「言葉狩り」の先にあるものは』(福田ますみ著、方丈社)によると、現代のポリコレの源流はマルクス主義から派生した「文化マルクス主義」にあるという。

文化マルクス主義とは、第一次世界大戦後のドイツ、フランクフルト大学のフランクフルト学派に属していた哲学者や共産主義者が唱えたマルクス主義的革命理論だ。提唱者にはユダヤ人が多く、後にナチスに追われ、多くはアメリカに亡命し、主要な大学の教授職などのポストに就いた(よって文化マルクス主義はアメリカの大学を中心に広がりを見せた）。

彼らはアメリカのような資本主義国で共産主義革命が起きることが難しいと悟ると、資本主義社会を内部から弱体化させ、革命の下地をつくるという方針に転換した。

その際、家庭こそが彼らの理論と敵対する保守主義の温床であるとし、家庭を解体するために家父長制や一夫一妻制から脱却すること、性の解放を訴えた。

宗教、伝統文化、地域社会なども保守主義の温床であるとして批判し、崩壊させようとした。

フランクフルト学派の中心人物の一人、ヘルベルト・マルクーゼはもはや社会を変革するのは労働者階級ではなく、学生や社会の周辺に追いやられた少数派の人々であるとした。

もっともマルクーゼは単に少数派とし、具体的にどのような人々であるかは示さなかったが、その点を明らかにしたのがやはりフランクフルト学派のアントニオ・グラムシだ。

彼は、「労働者階級に代わって革命の英雄となるのは、歴史的に反主流とされる層、経済的に虐げられた人々だけでなく、男性に対する女性、多数民族に対する少数民族、犯罪者まで、すべて含まれる」という。

　この明確に示された少数派の定義から今日のＬＧＢＴ運動やＢＬＭ（black lives matter）運動などへの道筋が見えてくる。２０１３年にＢＬＭ運動を始めたとされる三人の黒人女性もマルクス主義を学んでいる。彼女たちは女性、黒人、クィア（性的少数派の総称）と少数派の条件を三つも揃えていてこのような運動においては最強の存在なのである。

　ともあれ、こうして社会の少数派を利用。ポリコレを盾にして彼らを過剰に擁護し、尊重する。異論は受け付けない。そうすれば自ずと多数派との間に対立や緊張が生まれ、社会が不安定化し、革命前夜の様相を呈してくるというわけだ。

　ポリコレはそれが正しいかどうかではない。社会に対立を引き起こし、不安定化させるためのあくまで方便なのである。

　アメリカでは既にクレージーというくらいの状況にまで至っている。何しろ北朝鮮から脱北し、アメリカの名門大学に入学した女子大生が「北朝鮮は本当に狂っていた。でも、このアメリカほどではなかった」と言ったくらいだ。それほどポリコレに支配され、言論の自由がないのである。

日本にもポリコレが浸透しつつあるが、どうだろう。まずは過去に何回騙されたかわからない、欧米で今、これが流行っているとか、世界の潮流に乗り遅れるな、などという西洋かぶれから、いい加減に脱却すること。そしてポリコレの本質を知った以上は、ＬＧＢＴなど差別撤廃を叫ぶ活動家たちの訴えに安易に乗るべきではないことだろう。

幸い、日本は同性愛者などの少数派が偏見を持たれたことの少ない国である。皆がポリコレの本質を理解すれば、アメリカのような大事に至ることは避けられるのではないだろうか。

前回の著作でも警告を発したが、マスコミ、ネットなど総力を挙げての秋篠宮家貶《おとし》めと愛子天皇待望論に決して乗ってはならない。

皇室にあまり関心のない人にとって、秋篠宮家バッシングが起きている原因は、眞子さんが国民の反対を押し切り、皇族のお相手としてふさわしくない男性との結婚を選んだことにあると映るだろう。

だが、本質はそこではない。秋篠宮家は皇位継承第一位と第二位の方がおられるご一家である。皇統を途絶えさせたい、反日勢力、外国勢力は、特に悠仁親王殿下がお生まれになってからというもの、あまり気づかれにくいやり方でこのご一家を貶めてきたのだ。

しかし秋篠宮ご一家は祭祀、公務、ボランティアと完璧なまでに御勤めを果たされ、これといった弱点がなかった。そこへ眞子さんのご結婚という非常にわかりやすいスキャンダルが現れた。ならば極めておおっぴらにバッシングし、「そうか、秋篠宮家ってそんなひどい人たちなのか。ならばあの人たちに皇位は渡せない」という世論を形成し、一気に皇位簒奪にまで持っていこうという流れとなったのである。

反日、外国勢力が巧妙なのは、一見皇統を思いやるようなふりをしつつ、実は皇統を途絶えさせる方向へ世論を誘導をしている点だ。

典型的な意見は、秋篠宮家はだめだ、娘の教育に失敗した、悠仁様はずるをして高校進学をしたなどとひとしきり吠えたあとで、だから愛子様に天皇になっていただこうとするものである。

あたかも愛子様が正当な皇位継承者であるかのように思わせ（愛子様に皇位継承権はない）、愛子天皇待望論を世論として高めようとしているのだ。

愛子様が天皇でも構わないのではないかと思われる方もあるだろう。

しかし、その先をよく考えるべきだ。仮に現代に女性天皇が誕生したとして、その方に過去の女性天皇のように生涯独身を強いることができるだろうか。不可能だ。いや、もしそういうことになったとしても、国民が許さない。「お可哀そう」の大合唱となり、結婚していただこうということになるだろう。

そうして結婚されてお子さんを産む。そのお子さんが、性別に関わらず次の天皇に即位すると女系天皇である。これまで一度も現れることのなかった女系天皇だ（過去の女性天皇は生涯独身か未亡人であり、天皇になってから結婚して子を産むことはなかった。よって皇統に影響を与えることはなく、女系天皇が現れることもなかった）。

この女系天皇だが、肝心なのは、その所属する家がもはや皇室ではないということだ。女性天皇（愛子天皇なら愛子様）のお相手の男性の家なのだ。

こうして女系天皇の誕生をもって皇統は途絶え、新しい王朝が始まる。皇統の二六八二年の歴史は終わり、新しい王朝が一から始まる。日本は世界一長い、しかも男系男子でつないだ万世一系の歴史を手放すことになるのだ。

さらに言えば、日本国にとって皇室とは国体（国のあり方、国の根本体制）である。あるいは、日本は天皇を中心とする国である。そのため、万世一系の歴史を終わらせることは日本国を消滅させることに等しいのである。

これだけでもショックなことだが、もし愛子様のお相手が外国人であればと考えるともっと恐ろしい。日本はその国の王朝ということになり、我々はその支配下におかれるのである。

反日勢力、外国勢力がマスコミ、ネットなど総力をあげて秋篠宮家バッシングをし、愛子天皇待望論なる世論を誘導しようとしている最終目的は日本国の消滅。もしかしたら外国勢力による日本支配という極めて恐ろしいシナリオなのだ。

共産党は元々「天皇制廃止」を主張している。ただし、そのまま主張するとさすがに日本人は受け入れない。そこで愛子天皇待望論を掲げ、あたかも皇室と日本国を思いやるようなふりをしつつ、最終的には皇室と日本国を滅ぼしたいのである。

マスコミ、ネット総出による秋篠宮家バッシングに乗せられ、いっしょになって悪口を言っている人は、自分が皇統と日本国を破壊しようとする勢力に利用されていることに今すぐ気づくべきだ。そもそも秋篠宮皇嗣殿下、悠仁親王殿下という将来天皇になられるような方を、国民がバッシングするなどという異常事態がかつてあっただろうか。

それだけでもおかしいと感じないとしたら、それは日本人ではない。

尚、本書は「動物にタブーはない！ 動物行動学から語る男と女」というタイトルの有料メールマガジンの、ここ最近の一年分を改編、改題、加筆して、まとめたものだ。本書の読者限定で、メルマガ無料サービス（一カ月）をプレゼントします。詳しくは、本書の奥付の著者略歴欄の下をごらんください。

二〇二二年（令和四年）六月吉日

竹内久美子

女はよい匂いのする男を選ぶ！　なぜ

動物行動学で語る〝男と女〟

◉目次

第2章 ハゲは嫌われても、がんには強い——失うものがあれば得るものがある相互戦略

第4章 独創性はマジックか病気で生み出せる？ ――錯覚を活かした能力開発戦略

第5章　ポリコレに毒された日本の皇統・政界・論壇 …… 201
——恐るべき日本亡国戦略

装幀／須川貴弘（WAC装幀室）

第1章

「血液型」で人生は決まる?

――コロナ・伝染病に負けずに長生きする人生戦略

血液型の一致・不一致を見抜けないようでは動物失格

あなたは血液型（ＡＢＯ式）と性格についてどうお考えだろう？

いわゆる知識人とか、意識高い系の人などが主張するのは、次のようなことだ。

血液型と性格が関係あるなんて俗説だ。

心理学の世界ではまったく関係がないことが証明された。

血液型と性格を問題にするなんて日本人（それも無知でレヴェルの低い人）だけ。

世界では笑い者にされている……。

このような認識が広まったのは、かつて心理学者の大村政男氏がテレビなどで大キャンペーンを張ったことにあると思う。大村氏は大橋巨泉事務所に属しており、そのためテレビで活躍することができたのである。

それに対し、私が昔から一貫して主張しているのは、血液型と性格の間に何らかの相関があったとしても不思議はないということだ。

血液型というのは、細胞の表面にある免疫の型である（血液型という名称のために、赤血球だけが問題のように聞こえるが、実際にはほとんどの細胞の表面に存在する）。

免疫の型ということは、血液型によって得意、不得意な病気があるはずだ（実際、この件について膨大な数の研究がある）。

だからそれに応じて個々の個体の行動パターンや性格に違いが生ずるよう進化が起きて然るべきではないのか。

実際、Ｏ型は梅毒に滅法強く、感染しにくいうえに罹っても進行が遅い。

ということはＯ型は梅毒をあまり気にせず、パートナー以外にも交わるなど、活発に性行動を行ったほうが自分の遺伝子を残すうえで有利だろう。

もちろんＯ型とて梅毒に感染するし、命を落とすこともあるが、あくまで確率の問題である。

一方、ＡＢ型は梅毒に最も弱い。

ということはＡＢ型は性行動は控えめにし、パートナーだけと交わり、手堅く子孫を残すことが得策となるだろう。

実際、能見正比古《のみまさひこ》、俊賢《としたか》親子による〝占い本〟によると、Ｏ型は社交的であり、ＡＢ

型は性に淡泊であるとされているのだ。

夫婦の場合、どういう血液型の相手との間で子どもをつくるかは大変重大な問題である。

なぜなら血液型は免疫の型であるため、どんな伝染病が流行っても子のうちの誰かが生きのびられるよう、子の免疫の型にヴァリエーションをつけて保険をかけるべきだからである。

もしO型どうしだと子はOしか生まれてこない。

A型どうしだと、AかO。

B型どうしだと、BかO。

A型とB型ならすべての型が現れる。

こんなことからも夫婦の相性が問題となり、当然相手の型を見破る能力が必要になってくる。

その見破る手がかりとして性格などかありうると思うのだ。

以上は血液型（ABO式）についての議論だが、実は別の免疫の型であるMHC（人間の場合にはHLAともいう）については、少なくとも相手の型との重なりが多いかどうかを、匂いによって女が見抜いているという研究がある。

見抜いているはずだ、ではなく見抜いているし、そのための手掛かりもあるのだ。

ちなみに血液型は輸血の際に問題となるが、MHCは臓器移植の際に問題となる。

MHCは、人間の白血球表面の免疫の型として見つかったため、HLA（ヒト白血球抗原、Human Leukocyte Antigen）ともいうが、実際にはほとんどの細胞の表面にある免疫の型である。

つまり、血液型と本質的に同じものとみてよい。

ただし型の遺伝子が六か所にあり、それぞれに膨大な数の種類があるところが違う。

ともあれ、これらの型はできるだけヴァリエーションに富んでいることが、病原体と戦う際に重要だ。

そこで子がなるべく同じ型を重複して持たないよう、女は自分と型の重なりの少ない相手を選ぶ必要が生じてくる。

なぜ女がかというと、動物はメスがオスを選ぶのが原則だからだ。

その重なりの多さ、少なさの手掛かりが、匂いである。

重なりが少ないとよい匂い、少ないとよくない匂いと感ずるのである。

女としてはわざわざよくない匂いの男を選ぶことはないだろう。

自然ななりゆきとして、よい匂いの男を選ぶが、それで正解なのである。

以上の研究はスイス・ベルン大学のC・ウェーデキントらが元祖だが、多くの人々が追試実験をして確かめている。

米ニューメキシコ州立大学のR・ソーンヒルもその一人だが、彼は弟子と組み、この研究を発展させた。

それは既におつきあいをしている学生カップルについてMHCの重なりを調べるというものだ。

おつきあいをしているということは第一関門は突破している。女がこの人でいいかなと思ってつきあっている。

しかしMHCの重なりが多いと、こんな驚愕の事実が現れた。

女が性的に満足できない。

オルガスムスの回数が少なく、排卵期にセックスすることを嫌がるのだ。

このようなことが続けば女は別れを持ち出すことになるだろう。

でも、それで大正解！

別の、もっとＭＨＣの重なりの少ない相手を探すべきなのだ。

「性的に満足できないからって、彼氏と別れるのか！」

と顔をしかめる方もおられるかもしれないが、本能に従うとはこういうことなのである。

ＭＨＣの重なりについて女は、匂いや性的な満足という手掛かりによって見抜いている。

型自体ではなく、共通の型を持っているかどうかである。

血液型は、細胞表面にある免疫の型という意味でＭＨＣと本質的に同じである。よって何らかの手掛かりによって型の一致や不一致を見抜いていても不思議はないのではないだろうか。

いや、見抜けないようでは動物として失格なのである。

「血液型性格」の違いをバカにすると結婚できない？

前述もしたが、血液型（ＡＢＯ式）と性格との関係については、一種の遊びや占いだと割り切っている人、自分の体験からうすうす関係があるのではないかと思っている人、血液型と性格との関係なんて日本人しか言っていない、世界からバカにされないようにぜひとも関係がないことを広めようじゃないか、などと様々な見解がある。

最後の、まったく関係がない、日本人はバカにされると考えている人は、たぶん心理学者たちが「血液型による性格テスト」によって導いた結論と、そのプロパガンダに踊らされているのだと思う。

血液型(ABO式)とは、赤血球の表面に存在する糖鎖《とうさ》の違いによるもので、その本質は免疫の型である。つまり病気といかに闘うか、その戦法の違いである。血液型はまた、赤血球の表面だけの問題ではない。糖鎖は臓器や体液中の細胞の表面にもあるのだ。

そのようなわけで型によって得意、不得意な病気がある。ということは、それに合わせて性格や行動パターンなどが違うように進化してきても不思議はないのである(とはいえ、この型なら必ずそうなるというレヴェルのものではなく、あくまで傾向があるというだけだ)。

血液型と病気との関係で最もめざましいのは、梅毒に対する強さだ。O型が最も強く、感染したとしても進行が遅い。だから梅毒に対してあまり警戒せずに性行動をとってもいいだろう。AB型は梅毒に最も弱い。となれば梅毒に最も警戒し、性行動も活発でないほうがよい。

実は南米の原住民はほとんどがO型である。これにはかつて二つの仮説があった。一つはユーラシア大陸からベーリング海峡を渡り、アメリカ大陸に到達できたのは、ほんの少数に過ぎなかったが、たまたまO型が多かった。よって今もO型がほとんどであるという説(ボトルネック効果によるとする説)。

もう一つは、アメリカ大陸に到達したときにはいろいろな血液型があったが、梅毒が猖獗《しょうけつ》を極めたため、梅毒に滅法強いO型が残ったのだとする説だ。結局、この梅毒の淘汰によってO型ばかりが残ったとする説が有力となった。

ともあれ、最近、私が本の帯に載せる推薦文の依頼を受けた『デジタル時代の「血液型と性格」』(金澤正由樹著、鳥影社)には、「熱い恋ランキング」なるものが登場する。「熱い恋愛」か「まあ恋愛」による結婚を合計した回答率では、夫婦のどちらかがO型である場合が上位八位のうちの六つにランクインする。そして夫がAB型であると、下位にずらずらと並ぶ。つまり、O型は梅毒に強いため、熱い恋愛に身をやつしても比較的安全なのだが、片やAB型は梅毒に弱いので、特に男があまり情熱的な恋愛に走りにくい性質を持っているということではないだろうか。

ここで興味深いのは同じ血液型どうしの夫婦は少ないということだ。それがなぜなのかは説明されていないが、血液型が免疫の型であると認識していればすぐにわかる。つまり同じ血液型どうしだと、子に血液型、つまり免疫の型のヴァリエーションがつきにくいからだ。

たとえばO型どうしだとO型の子しか生まれない。O型は、OOのときしかO型にならないから、OとOの組み合わせの夫婦からはO型しか生まれない。

A型どうしだと、A型かO型の子しか生まれない。A型は、AOまたはAAだが、どんな組み合わせであってもA型かO型しか現れない。

B型どうしだと、B型かO型の子しか生まれない。B型は、BOまたはBBだが、どんな組み合わせであってもB型かO型しか現れない。

AB型どうしだと、A型かB型かAB型の子が生まれてくる。AB型はABという状態のときにそうなる。よってABの夫婦からはA型、B型、AB型の子が生まれてくる（これはヴァリエーションが多い）。

ところが、あくまで一例だが、A型（AOまたはAA）とB型（BOまたはBB）という異なる血液型の夫婦なら、Ａ型もＢ型もＡＢ型もＯ型も生まれてくるのだ。

子に血液型という免疫の型にヴァリエーションをつけておけば、今回のコロナのような何らかの伝染病が流行ったときに、保険が効く。その伝染病に強い子もいれば弱い子もいるだろうが、少なくとも全滅は免れるからである。

「血液」や「精子」以上に「国籍」も大事

二〇二一年四月十六日の読売新聞の朝刊に、「ＳＮＳで精子取引が急増…不妊夫婦ら利用、規制なく無法状態」との見出しの記事が掲載されていた。その中にＳＮＳで出会ったドナーに精子を提供してもらい、無事、女の子を得られた夫婦が登場する。

この夫婦は結婚後、夫が無精子症であることがわかり、まず「ＡＩＤ」を試みようとした。ＡＩＤとは、「ドナーの精液による人工授精」の意で、artificial insemination with donor's semenの略だ。

ＡＩＤは一九四八年から慶応大学の医学生などをボランティアのドナーとして行われ

ており、一万人以上もの子が誕生している。日本産科婦人科学会が認定する医療施設、十数カ所で行われてきたが、二〇一八年に慶応大学が新規の受付を休止し、現在では五施設でしか行われていない。

なぜ施設が減ってきているかといえば、医学生が匿名で精子を提供するわけだが、出生の経緯や親を知る権利を前にしては匿名性をなかなか保てない。トラブルになる可能性を懸念し、提供者が減少してきているからだという。

ともあれＡＩＤでの妊娠には一年も順番待ちをしなければならず、女性の妊娠しやすい時期を逃すことにもなる。記事中の夫婦はＡＩＤと並行してＳＮＳでの精子提供の道を模索した。そうこうするうち、コロナ禍でＡＩＤが治療延期となり、ＳＮＳでの精子提供となったわけである。

この夫婦は、夫と血液型の一致する男性一人と数回にわたり面会。感染症などの検査結果なども見せてもらい、決断した。ただし、ドナーの名は知らない。

ＡＩＤとＳＮＳなどによる個人間の精子提供には一長一短がある。前者が法的に結婚している夫婦間に限る一方で、後者はそのような制約はなし（ということは独身女性やレズビアンのカップルも利用できる）。

前者が感染症などを検査したうえで凍結した精子を子宮の奥まで注入するのに対し、後者では提供された精液を女性が自身の膣内にシリンジ（注射器の針を取り除いたもの）で注入する。よって後者では精子の安全性を確認しにくいし、そもそもドナーが経歴など、ウソ八百を述べている可能性もある。前者ではドナーの情報は医療機関しか持たず、匿名性が保たれるようにしているが、後者ではドナーとの交渉次第で名を知るだけでなく、その後の子どもとの交流もありうる。

前者ではドナーが見つかるまでの時間が長いのに対し、後者では比較的早く見つかる。他にも凍結した精子を使うか、そうでないか、子宮にまで送り込むか、膣までかによって、受精のしやすさの違いなどもある。

しかし、読売新聞が報じたこんな事件が実際に起きたことを、私たちは肝に銘じなくてはいけない。日本の某上場企業につとめる中国籍の男が、日本国籍と偽り、精子を提供したというのである。

何しろ、ウイグル、チベットなどにおいて中国共産党が行っているのは、民族浄化、つまり一民族を根こそぎ途絶えさせようとする行いである。日本においても精子提供を始めとする様々な手段によって中国人の勢力を増やし、相対的に日本人を減らし、やがては日本の選挙や政治を乗っ取ることも視野に入れようとしていても不思議はない。そして日本という国を乗っ取ろうとするなら、ピンポイント攻撃も可能だ。皇室である。

もし、皇室典範改正によって女性天皇が可能になったとすると、そのお相手として戸籍を偽った中国人が工作員として入り込むこともありうる。そしてお子さんが天皇（これが女系天皇。性別は関係ない）に即位したところで工作員が正体を現すとする。すると、その天皇はそもそも女系天皇であり、父親の家に属する人であり、皇室に属する人ではない。それどころか、日本に属する人でもなく、中国に属する人ということになる。

こうして皇室の歴史は終わり、日本国は中国の属国ということになるのだ。女系天皇とまでいかず、女性宮家にしたところで、お相手として入り込んだ工作員との間の子が天皇に即位すると、同じ結果となる。

安定した皇位継承のための有識者会議で、歴史や法律の専門家に対するヒアリングが行われてきたが、旧宮家は本来安定した皇位継承のために存在しており、それゆえにその復帰が最優先されるべきなのに、なんとなく後回しにされている。旧宮家の皇籍復帰よりも、事実上優先されているのが、女性宮家、女性天皇、女系天皇についての議論である。女性宮家などは既定路線であり、実現は時間の問題という意見もある。それがどれほど日本の未来を危うくするものか、「有識者」と言われる方々はわかっていらっしゃるのだろうか。

こんなことがあってよいわけがない。国民の総意によって何としても阻止しなければならないのだ。

男の猜疑心がつくりあげる処女信仰

最近、『処女の道程』（酒井順子著、新潮社）という本を読んだ。平安時代から今日に至るまでの日本の女性の地位、モラルなどの変遷を辿るクロニクル（年代記）だ。

時代によって、社会階層によって、ずいぶんと処女の価値が変わるのはわかるのだが、私が気になったのは、酒井氏が指摘する次の点である。

明治になり、西洋的、キリスト教的価値観が到来した。それはよいとして「西洋の人々は、宗教や世論、習慣やマナー等によって、男女交際をしても淫らな方向へ行きにくいけれど、日本はその点、まだまだである」、だから男女交際は日本人にとっては危険をともなう、というのである。

はたしてそうだろうか？　私は宗教や倫理によって、処女であることや女の貞操、浮気など性に関して厳しい条件が課されていればいるほど、実態はその逆であろうと考えている。つまりその実態は、宗教や倫理の助けを借りて抑えつけないと収拾がつかないほど乱れているということではないだろうか。逆にたいしたことのない場合には、わざわざ宗教や倫理によって厳しく取り締まる必要はないわけだ。

前者が西洋であり、後者が日本である。

それは男の睾丸サイズを見れば明らかだ。西洋人（コーカソイド）が左右あわせて四十グラムであるのに対し、アジア人（モンゴロイド）は二十グラム。コーカソイドでは、浮気など性が乱れており、精子競争（卵の受精を巡って複数の男の精子が争うこと）が激しいからこそ、男は大量の精子をつくる必要に迫られる。片やモンゴロイドではコーカソイドほど精子競争は盛んではなく、男は睾丸をさほど発達させる必要はなかったのである。

そうすると処女の問題になるわけだが、男が処女をありがたがるのは極めて当然だと思う。なぜなら、処女でないと、彼女は誰か他の男の子を孕んでいる可能性があるからだ。「あなたの子よ」と言って騙され、育てさせられることこそが男にとっての最大の損害だ。さらに言えば、処女でなく、経験が豊富だと、なかなか子を妊娠させてくれない可能性が高い。

実は、排卵期にセックスをすれば、それがすぐに妊娠につながるかと言えばそうではない。そもそも女性器はとても意地悪にできている。膣の奥には子宮頚部《しきゅうけいぶ》と呼ばれるひときわ狭くなった部分があり、そこには行き止まりの袋小路がいくつも存在して、入りこんだが最後、精子は抜けられない。いわゆる愛液も、膣を傷つけないためのものであると同時に、精子殺しの役割を持つ。

また女はオルガスムスのタイミングによって、相手の精液を拒絶するか、吸引するかを調節することができる。男のオルガスムスより早いオルガスムスは拒絶型、同時か後かは吸引型だ。前者は大量に分泌される粘液によって精液をブロックするが、後者はブロックする前に強力に吸引するのである。

つまり、女はかぐや姫のように無理難題を男に課し、それでもクリアできる男を選んでいるというわけなのだ。性の経験が豊富な女ほど、男に対してよりハードルの高い難題をつきつけやすいだろう。そのためのテクニックを磨いてきたのだから。

もう一つ、男も女も、性的な関心が内側を向いているタイプと外側を向いているタイプがあることが最近の研究でわかった。前者は家庭内とか現在の彼氏、彼女に性的な関心が向く真面目型、後者は家庭外とか現在の彼氏、彼女ではない異性に関心が向く浮気型だ。

そうすると、処女ではない女は、後者の浮気型である可能性が高いということになるだろう（これは現代ではあまり意味をなさないかもしれないが）。ということは、やはり男は「あなたの子よ」と騙され、他の男の子どもを育てさせられる危険性が高まる。

そのようなわけで、男が処女を求める理由の背景には、ひたすら男の恐怖心、猜疑心が存在する。

処女とは、男の恐怖心と猜疑心がつくりあげた、こうであってほしいと願う、幻想なのではないだろうか。

「赤」を見たら、男は必ずコーフンする？

赤線地帯、赤い飾り窓の家、赤ランプの街など、赤は女の魅力を引き立て、男を引き寄せる要素であるようだ。

実際、排卵期にある女の唇などは赤味を増し、膨らむ。それは、一つには排卵期に女性ホルモンのエストロゲンのレヴェルがアップし、その作用によって血流が増すことによる。もう一つは、排卵期には性的に興奮しやすくなっており、そのために顔や首などが赤らむためである。

こうした赤の効果について真正面から取り組んだのが米ロチェスター大学のA・J・エリオット氏らで、二〇〇八年のことである。

彼らは同大学の男子学生二十七人(赤緑色覚異常ではない)を被験者とした。そして、背景が赤の場合と白の場合(白は評価に影響を与えないニュートラルな色として選ばれている)の、女性の白黒写真(頭と上半身が写っている)を見せ、女性の魅力について一~九までの九段階評価をさせた。

見るのはわずか五秒間。背景の色についてははっきりとは意識できないが、潜在的には意識できるような状態にしている。ちなみに赤が背景の写真を見せられるのは十五人、白が背景の写真を見せられるのは十二人に振り分けられた。

モデルとなる女性だが、前もって評価した結果、一〜九の九段階評価で平均六・七三となる女性にした。つまり魅力という意味では「普通」の女性ということだ。これがもし極めて魅力的な女性であると、背景の色は関係なくなってしまう。背景がどうあろうと大変魅力的なことに変わりはないのだ。逆の場合も然りである。

ともあれその結果、背景が赤の場合、魅力の平均は七・四となった。実験前の六・七三よりも随分アップした。しかし背景が白であると、魅力の平均は六・三。あまり変化がない。背景が赤いと、白に比べ一ポイント以上の差がつくというわけである。

こうして、普通の魅力の女性の場合、背景が赤だと、実力以上に魅力的に見えることになる。

評価するのが女性であっても、同じような効果が現れるものだろうか。エリオット氏らはやはりこの大学から被験者を募り、男三十一人、女三十二人の被験者を得た。そして赤が背景の場合が三十二人、白が背景の場合が三十一人となるよう、ランダムに振り分けた。この場合も、写真の女性は一〜九の九段階評価で平均五・五六である「普通」の魅力の女性である。手順についても先の実験とまったく変わらない。

するとまず、被験者が男の場合には前回の実験と同じように、背景が赤だと白よりも魅力的に感じられるという結果が出た。ところが被験者が女の場合には、背景が赤と白で差が現れなかったのだ。女性の魅力に赤の効果が現れるのは、評価するのが男に限定されることになる。さらに言えば、背景が白の場合、評価は男と女で差がなかった。

こういう効果は、はたして文化的な要素によるのだろうか。それとも遺伝的なものなのか。エリオット氏らは、アフリカのブルキナファソでも同じような実験を行った。

ブルキナファソは、西アフリカの内陸にある国で、北はマリ、東はニジェールに接し、南東にベナン、南にガーナ、西にコートジボワールが位置する。一九六〇年にフランスから独立してオートボルタという国名になったが、一九八四年にブルキナファソと改称した。

実験の手順は先のものとほぼ同じだが、場所は、この国の都市部ではなく、農村を選んだ。西洋の文化の影響をほとんど受けていない地域という意味である。その地域では少なくとも実験が行われた当時では識字率が低く、評価については大きさの違う○印によって示すよう指示される。また女性の白黒写真は現地の女性のものを使用した。研究に協力した謝礼は学生たちの場合には単位だが、ブルキナファソでは米一袋とした。

するとと先の実験とまったく同じ結果が現れた。赤の背景の効果が現れるのは評価するのが男の場合のみ。女の評者の場合には効果は現れなかったのだ。

こうして文化とはかかわりなく、男に対し、女は赤の効果によってより魅力的に見せることができることがわかった。ただしそれは普通の魅力の女限定である。

赤線地帯、赤い飾り窓の家、赤いランプの街は皆、男に対する魅力のアピールなのだ。女（普通の魅力の女）は赤の効果によって魅力を増すことができるわけだが、一つ注意が必要だ。

赤は使いすぎると効果がなくなる。どこかにさりげなく、ワンポイントで赤を使うべきだと研究者たちは述べているのである。


背景を赤にした白黒写真の女性が男にだけ魅力的に見える理由は、女は排卵期に女性ホルモンのエストロゲンのレヴェルが高まり、血流が活発になるため唇などが膨らみ、赤味を増すということが一つ。もう一つは排卵期に性的に興奮しやすく、顔や首すじが赤らむということ。主にこの二つの理由から男が女の写真を見たときに、背景が赤いほうが魅力的に見えるのだ。赤線地帯、赤い飾り窓の家と呼ばれるのは、人々がこの赤の効果を知っているからと思われる。

では男にとって、赤とはどのような意味を持つのだろう。

古代の中国、日本、サハラ以南のアフリカで赤は繁栄と高い地位のシンボルとされた。中世のヨーロッパでは高貴さと高い地位を表すもので、赤い服を着ることができるのは王、枢機卿、裁判官に限られた。枢機卿の場合には「緋の衣」と言われる。現在でも赤いネクタイはビジネスの世界で力を表し、レッド・カーペットはセレブリティや大富豪を特別扱いすることを意味する。どうやら男にとって赤とは、単に魅力的であるというだけでなく、権威や地位や健康という意味も含まれるようだ。

男の場合、日々展開される何らかの戦い(それは仕事だけでなく、ゲーム、テスト、知識の披露、ウィットのセンスなど)に勝つと、男性ホルモンの代表格であるテストステロンのレヴェルがアップする。テストステロンは末梢血管を拡張させ、酸素を運ぶヘモグロビンを増やすが、ヘモグロビンの赤さによって皮膚(顔や生殖器)が赤味を増すのである。

男は健康でないと皮膚の赤さを保つことができない。テストステロンには皮膚の血管を新しくつくる作用があるが、これには非常にコストがかかり、健康でないと難しい。皮膚の赤さはカロチノイドとヘモグロビンによって保たれるものだが、これまた健康状態がよくないと維持されない。

このような観点から、前項で紹介した米ロチェスター大学のA・J・エリオット氏らは、今度は赤と男の魅力の相関関係について研究した。こちらは二〇一〇年のことだ。

女性の写真の場合と同じく、一～九までの九段階評価で中程度の魅力の顔をした男の、上半身の白黒写真の背景が赤か白（白はニュートラルを意味する）かによって、女たちによる評価がどう違うかを調べた（計二十一人、背景が赤の写真を見せられるのが十人、白が十一人）。写真の提示はやはりわずか五秒間で、背景について気にする暇を与えず、男の魅力の無意識の判断に背景色がどう影響するのかを調べたのだ。

すると、魅力の評価は白で平均五・六七（これは実験前の魅力の評価の平均値と一致する）だったのに対し、赤では平均六・七九にアップした。一ポイント以上も魅力がアップするのである。

女の魅力における赤の効果は、男が見た場合にのみ現れ、女が見た場合には現れなかった。男の魅力の場合はどうなるだろう。男子学生二十五人、女子学生三十二人によって同様の実験（赤の背景が三十一人、白が二十六人に振り分ける。もちろん男女同数くらいにする）を行ったところ、前の実験と同様の結果が得られた。赤の背景が効果を現すのは、女が男を見た場合のみである。女が、赤の背景の男を見ると、白の背景の男よりも一ポイントくらいアップする。しかし男が、赤の背景の男を見てもアップせず、白の場合と同じだ。また白が背景の場合、その評価は男と女で同程度だった。

さて、この研究で画期的なのは、男の地位と身に着けるものの色との関係を調べていることだ。

今回はパソコンの画面上で、中くらいの魅力の男が赤のＴシャツを着ている場合と、緑のＴシャツを着ている場合とを設定した。そしてそれぞれの男の地位の高さを女たちが予想。一〜九の九段階評価を下す。現在の地位と、将来の地位（出世しそうかどうか）について問うのである。

すると、現在の地位は赤のＴシャツで平均五・三五、緑のＴシャツで平均四・三五。ズバリ、赤のほうが一ポイント高かった。将来の地位については、赤のＴシャツで平均五・三三、緑のＴシャツで平均三・九五と、赤で一・三八ポイントもアップしたのだ。

男が赤を身に着けると魅力だけでなく、地位（見栄え）についてもよい評価を得ることができる。しかしこの場合もまた濫用は逆効果だ。ネクタイなど、さりげないワンポイントとして利用すべきなのである。

「一夫多妻」があるなら「一妻多夫」もある？

「一夫多妻、いいなぁ」と、自分がハレムの王様になった姿を思い浮かべ、ニヤニヤしている男性の皆さん！　何で男はこうも単純で、深い思考ができないのだろう。

そもそも動物のオスは、子を残すことがないほうが普通である。特にメスが自分だけで子を育てるタイプなら、オスは徹底的に選び抜かれ、繁殖は一部の優れた遺伝的資質を持ったオスだけに限られる。そんな中で、人間は一夫一妻、または一夫多妻という婚姻形態をとっている。

日本では、民法七百三十二条に「配偶者のある者が重ねて婚姻することができない」とあり、刑法百八十四条に重婚罪があり、二年以下の懲役に処せられるという。実は、このような法律的項目があるからこそ、たいていの男に結婚と繁殖の機会が与えられるのだと解釈すべきなのである。

もし、一夫多妻もOKということになると、こんなことになる。アメリカのサイエンス・ライター、ロバート・ライト氏のたとえを用いて説明しよう。

男と女を魅力的な順に並べてみる。魅力は何でもいいのだが、男なら収入、女なら美貌を基準にするとしよう。こんなことを言うとフェミニスト界隈に叩かれそうだし、魅力は人それぞれなのだが、ここでは議論することが重要なので、とにかく順番に並べてみる。

もし一夫一妻制なら、高い順位の者どうしで結婚するなり、つきあうなりするだろう。中くらいの順位の者も、低い順位の者でも、やはり同レヴェルの者どうしで結婚するなり、つきあうなりする。

ところが俄《にわ》かに、一夫多妻制もOKになりました、というお触れが出たとする。さあ、どうなるだろう？

最高ランクにある女は別として、その他のランクにある女たちは、今の旦那、または彼氏をふって、もっとランクの高い男の第二、第三夫人の座に就くことを選択するだろう。そうなると、女全体が上へ上へとシフトするので、中の下以下の男の場合、今の妻、あるいは彼女に逃げられたうえに、もっと質のよくない女しかやって来ない。いや、それならまだましなほうで、今の妻、または彼女に逃げられたうえに女がまったくやってこないという事態にもなり得る。

これが多くの男が夢見る一夫多妻の現実なのである。日本という国に生まれてよかったと思いませんか。

逆に女にとっては一夫多妻のほうが楽しい人生になるかもしれない。旦那はリッチであり、豊かな生活を送ることができる。旦那の資質を受け継いだ、お金をよく稼ぐことができる息子を産み、その息子がまた多くの妻を得て、子孫に遺伝的ヴァリエーションをつけることが可能だからだ。

ただ一点、嫉妬の情を何とかしなければならないが、かつてリッチな男性にお妾さんがいるのが当然であった時代、本妻さんとお妾さんの仲がよく、二人して旦那の悪口を言っていたという話もよく聞くので大丈夫ではないだろうか。

そして人間にはもう一つ、一妻多夫という婚姻形態もある。それは世界でもごく限られた地域にしかない。たとえばチベットだ。一妻多夫と言っても、女が選り取り見取りで男をかき集めるわけではない。何人かの男兄弟が一人の女を共有するというものだ。

なぜそんな婚姻形態になったのだろう。それは、チベットのような地域では耕せる土地が限られていて、新しく土地を与えて男に分家させることができないからなのだ。

妻が一人だと奪いあいや嫉妬によるケンカが起きやしないかと心配になるが、そこはうまく回避する方法がある。兄弟の誰かが数カ月行商に出るなどして、なるべく鉢合わせが起きないようにしているのだ。

ともあれ、一夫一妻の婚姻形態に、たいていの男は感謝すべきである。そして女にとっては、一夫一妻だと優れた男の優れた遺伝子を取り入れにくくなるが、そこは大丈夫。女には、浮気によって旦那よりも質のよい男の遺伝子を取り入れ、あなたの子よと言って育てさせるという奥の手があるのである。

ピルを飲むと乳がんが増える?

男の場合、男の魅力を演出する性ホルモン、テストステロンが同時に免疫力を抑制するという恐ろしい働きがある。男としての魅力をアピールするとしたら、それは生き延びる力と引き換えであることがわかる。動物には、えてしてこのような落とし穴が待っているのである。

実は、男だけでなく女も、女として魅力的であることが、生き延びる力と引き換えになっている。女性ホルモンのエストロゲン（三種の女性ホルモンの総称なのだが）は、胃がんなどの原因になるが、今回は乳がんとの関係を述べてみる。

乳がんは遺伝子の損傷が原因になることがある。エストロゲンの分解物が、細胞分裂の際にＤＮＡの複製のエラーを生じさせるからだ。さらに多くの胸の腫瘍、つまり乳がんにはエストロゲン受容体があり、エストロゲンを糧に成長する。

ということは、エストロゲンを浴びることをなるべく阻止すれば、乳がんはある程度防げるのだが、現代は女が必要以上にエストロゲンを浴びている。

エストロゲンの濃度は月経周期のうち、排卵の直前に最も高まり、排卵周期の初めの頃の数倍となる。昔の女は常に妊娠中か授乳中であり、月経周期は止まり、排卵直前というエストロゲン濃度が最も高まる時期を経験することが少なかった。しかし現代では、初潮が早いうえに、避妊するなどして初産が遅いとか、子どももあまり産まない、そして閉経も遅いなど、女が排卵直前のエストロゲンの濃度の高い時期を頻繁に体験するようになった。だから乳がんになりやすい状況を自ら作りだしているわけである。

このようにして先進国の女性は、少し前の時代に比べ、約三倍のエストロゲンを浴びているという見積りもある。さらに経口避妊薬（ピル）にもエストロゲンが含まれ、実際にどうなるかのデータはないものの、危険性が指摘されているのである。

乳がんは既に胎児のときから始まっているという考えもある。胎児の乳房がエストロゲンを浴びているからだ。

胎児期のホルモン環境を知る手掛かりとして、指比《ゆびひ》（薬指の長さに対する人差し指の長さの比）を測ってみるという方法がある。薬指に対する人差し指の長さの値が低いほど（つまり相対的に薬指が長いほど）、胎児期にテストステロンのレヴェルが高かったということができる。逆に、指比の値が高いほど（つまり相対的に人差し指の長さが長いほど）、胎児期にエストロゲンのレヴェルが高かったということができる。このようなことは人間では実験できないので、マウスの胎児にテストステロン、またはエストロゲンを注入し、指の伸びがどうなるかで確かめている。

ともかくそのようなわけで、人生の早い時期に乳がんになった女は、人差し指が相対的に長く、歳をとってから乳がんになった女は、薬指が相対的に長いのではないかと考えられる。

指比の専門家、イギリスのJ・T・マニング氏らが百十八人の乳がん患者の女性で行った研究によると、指比の値が高い（胎児期にエストロゲンのレヴェルが高かった）女性ほど乳がんを発症した年齢が低く、指比の値が低い（胎児期にテストステロンのレヴェルが高かった）女性ほど乳がん発祥の年齢が高かった。たとえばイギリスでは女の指比は平均一・〇〇だが、この値だと乳がん発症の年齢の平均は五十八歳くらい、〇・九五で六十二歳くらい、そして一・〇五で五十二歳くらいである。

なぜ男や女の魅力のもとになる性ホルモンが、同時に病気の原因になり、生き延びることを難しくさせているのか、という問題だが、今のところそれほどのハンディを持ちながら生き延びていることを示すという、ハンディキャップ的議論を持ち出すしかない。

動物の世界で、ウソやごまかしの入る余地なく自分の能力を示そうとしたら、ハンディがありながら、これほどまでにできますとか、生きていますと示すしか方法がないのだ。その他の方法だとウソやごまかしがきくが、このハンディにも関わらず、何かができるとか、生きているということにはごまかしが通じないからである。

いやはや、動物とは困った運命を背負う存在なのである。

失恋で女が多く自殺するのはバカげている

最近、女性週刊誌の記者にこんな質問をされた。恋愛でメンタルを病むのは、男と女どちらが多いでしょうか?

親の七光りから脱却し、ミュージカルの世界で大成した某女優が恋愛によってメンタルを病み急逝した、最近のある不幸な事件を踏まえての質問だ。できればそっとしておいてあげたい問題だが、質問された以上は答えるのが私の仕事。そう割り切るしかないので答えることにした。

恋愛でメンタルを病みがちなのは女のほうである。それは女のほうが繊細だからだとか、女は恋に生きるものだからとか(後で述べるように心情面とは別に確かにそうであるし、そうあらねばならないのだが)、そういう問題ではない。

そもそも人間の恋愛において、男と女、どちらが選び、どちらが選ばれるほうの性かと言えば、女が選び、男は選ばれる側である。

えっ、でも、「壁の花」と言って、ダンスパーティーなどで誰にも選ばれない女がいるじゃないか、と指摘する方もあるかもしれない。しかし考えてほしい。女を誘うのは男だが、それに応じるか否かは女が決める。最終的な決定権は女にあるのだ。壁の花にしたところで、男にまったく声をかけられなかったとは限らず、誘われたものの、当の男があまりにも冴えず、応じなかった結果であるかもしれないのだ。

なぜ女が選び、男が選ばれるのか。それは、動物には一回の繁殖においてより多くのエネルギーと拘束時間を投入するほうが相手を選び、そうでないほうが選ばれる側に立つという大原則があるからだ。

哺乳類を例にとるなら、メスは一度妊娠すると出産、授乳、その後の子育てと、なすべきことが次々と控えている。次なる繁殖は何年も先のことである。となれば、失敗したぁ、しまったと思っても、何年も我慢しなければならないことになる。よって同じ繁殖するなら、できるだけ優れた相手としたい、ということになり、厳しく相手を選ぶのである。

一方、オスにはそのようなことはない。オスは一度射精したなら、次なる繁殖のチャンスは精子が回復したとき。何日とか数時間という単位である。チャンスをものにできるかどうかは別として、チャンスだけはどんどん巡って来る。よって一回の繁殖で厳しく相手を選ぶ必要はないし、そもそも厳しく選んでいるとせっかくのチャンスを逃すことにもなりかねない。このようにしてオスはダメ元でどんどんチャンスに挑んでいく。断られても決してめげない精神がぜひとも必要になるのである。

相手を厳しく選ぶメスと、相手に振られても、ダメ元なんだからとめげないオス。このどちらが恋愛においてメンタル面でもろいのかと言えば、メスのほうだろう。

ちなみに、人間以外の動物界では、メスが選んだ相手がお断わりを入れるような状況はまず発生しない。オスとしては、選んでくれただけでも御の字。つがいの相手でなくてもその要求に応じるからだ。

こうして見ると、人間の女がメンタルをやられるほど恋愛で悩まなければならない理由は、一夫一妻の婚姻制度や婚姻外の交渉をよくないとみなす倫理感があって、特定の男には特定の女以外はアプローチしてはいけないというルールにあるのかもしれない。もしそのルールがなければ、女が男に断られることはなく、メンタルを病むことはないのだ。

しかもその制度や倫理感とは、間違っても高尚なものなんかではない。自分の妻を確保し、自分より魅力的な男に寝取られたくないモテない男たち、男の中でも多数派の男たちによる世論形成や言論誘導の結果と思われるのだ。

そのようなただの言論誘導によって女がメンタルをやられるとしたら……そんなバカげたことがあっていいはずはないではないか！

自信満々の美人は早死にする……かもしれない

私は六十年を超える人生の中で「美人」と言われたことが一度もない。自慢していいのか、悪いのかわからない。ところが「可愛い」なら、何度か言われたことがある。美人というには、あまりにも現実からかけ離れているが、可愛いなら、まんざら大ウソでもないので言ってみようかというのだろう。そのことと大いに関係するのだろうが、私はまったくと言っていいほど自分に自信がない。

一方、美人と言われる人々を観察していると、その自信満々ぶりと大胆さに驚くことがよくある。男たちがよく言うように「あの女、すっごい美人だけど、滅茶苦茶気が強いぜ」を地で行く。

私はなぜ自分に自信が持てないのか。長年考えてきてわかったのは、それは自己防衛策の一つではないかということだ。一番参考になったのは、アメリカのリチャード・アリグザンダー氏という著名な動物行動学者が行った、コオロギについての大変有名な実験だ。

アリグザンダー氏はアメリカエンマコオロギを用いた。オスは、当然のことながらメスを巡って争う。そこで彼は、オス四匹を飼育箱（二十三×六十一センチの広さ）の中にいれ、絶えず相手と戦わざるをえない状況をつくってみた。

野生ではなかなか他のオスと遭遇しないが、このような飼育箱だと、三十秒に一回くらい遭遇し、対戦することになるのである。そうしてまず、強い順にＡ、Ｂ、Ｃ、Ｄと名付けた。次に上位二位であるＡ・Ｂと、下位二位のＣ・Ｄをそれぞれいっしょの飼育箱に入れる。もちろん、ＡとＢ、ＣとＤは盛んに対戦する。当然というべきか、ＡはＢに全勝、ＣはＤに全勝した。

さあ、そこでだ。またしてもＡ、Ｂ、Ｃ、Ｄをいっしょの飼育箱に入れる。どうなったと思いますか？

Dに全勝し自信をつけたCが、本来負けるはずのBに勝ち、A、C、B、Dの順になってしまったのだ。Bは Aに全敗したことで自信を失っていることも関係する。ともあれ、コオロギの対戦は本来の実力もさることながら、直前の対戦内容も大きく左右することがわかった。

ではなぜ直前が問題なのだろう。この件については私の解釈となるが、たとえばこんなことではないだろうか。

あるオスが実力の伯仲しているオスと戦い、惨敗したとする。たとえばAとBの戦におけるBのように。それは、なぜか。

彼は今、一時的に体調が悪いとか、体のどこかを故障しているという不具合を抱えているのかもしれない。だから実力の伯仲する相手に負けた。そのようなときに全力で戦うことは、賢明ではない。戦うと、体調や故障している部分をさらに悪化させることになるからだ。よって恐怖心や弱気を抱くことによって、全力で対戦しないとか、休むことを選択するよう仕向けられるのである。

このように弱気や自信喪失、ライバルを恐れる心というものは、悪いことではなく、むしろ生き抜くためには必要だ。やたらめったら気が強いというのは、生き抜くためにはむしろ都合が悪いのである。

私が生来、気が弱いのは、元々体が丈夫ではないからだろう。丈夫でないにもかかわらず、果敢に行動すると命とりになることもある。そして丈夫でないことは顔がいまいちであることと大いに関係している。何しろ、顔の良さと日常的な健康、さらには寿命との関係が研究され、美人やイケメンは日常的に健康なうえに寿命も長い傾向があることがわかっているのだ。

このようにして美人の気の強さには、確固たる根拠があると言えるのである。

ただし、美人も気の強さばかりで押し切っていると、いつかは大けがを負うことにもなるだろう。美人もときには自信喪失することが、生き延びるためにはぜひとも必要なのである。

でき婚は娘が生まれやすい

でき婚では娘が生まれやすい、と言われている。

できちゃった結果、結婚ということになれば、まずはめでたしめでたしだが、とはいえ、それはシングルマザーになる可能性も大いにあった状況である。だから、男からの援助があまり期待できない中で産むとしたら、男の子、女の子、どちらを産むべきかといえば、それは断然女の子なのだ。

男の子はそもそも女の子よりも大きく生まれるし、その後も大きく成長する。そうでないと、繁殖面で影響が現れる。実際、身長の高い男は子が多いという研究があるのだ。一方、女の子は男の子よりも小さく生まれるし、その後大きく成長しなくても繁殖には関係がない。いや、むしろ女は身長が低いほうがよく子を産むという研究があるくらいである。女の子はすべてにおいて省エネタイプであるうえに、小さくても繁殖に影響が現れないという、優れた一面を持つのである。

できき婚で娘が生まれやすいのは、男からの援助が期待できない、シングルマザーになるかもしれないという状況で、省エネタイプの子を産もうとする戦略の結果なのである。

でき婚で女の子が生まれやすいことにはもう一つ理由がある。それは、当の女が非常に若く、おそらくは初めての妊娠、出産だからだろう。

実は女は若いときには女の子を産みやすく、年齢を重ねると男の子を産みやすくなるということが分かっている。アメリカ、ミシガン大学のＢ・Ｓ・ロウ氏（女性です）は、まだ少子化の影響が現れておらず、女がかなりの数の子を産んでいた十九世紀のスウェーデンの出産の状況を調べた。その結果、年齢別の出産において、女の子を一〇〇とした場合の男の子の割合は以下の通りになった。

・二十五歳未満　八九
・二十五〜三十四歳　九六
・三十五歳以上　一二〇

若いときは断然女の子を産み、最後の出産が近づくにつれ、男の子を産みがちになっている。これは、若い頃はまだ繁殖を始めたばかりなので、先の道程を考えて省エネタイプの女の子を産み、そろそろ繁殖が終わりそうだという状況ではどんとエネルギーを投入し、男の子、それも大きな男の子を産もうとするからである。

このようにして若い頃に女の子を産みがちであるのも、でき婚（つまり、おそらくは初めての妊娠、出産であり、母親は若い）で女の子が産まれやすい理由の一つなのだろう。

ちなみに、若い頃に女の子を産むことには、こんなメリットもある。

女の子は男の子と違い、割と小さいうちから下の子の面倒を見ることができる。だから先に女の子を産んでおけば、そうでない場合よりも有利に子育てできるのである。ある文化人類的な研究によれば、女、女、男という順に産んだ場合が最も子の生存率が高かった。上の女の子が下の子の子育てを手伝うからである。特に手伝わないとしても、危険な目にあわないか、見張ってくれているだけでも十分だろう。

よく一姫、二太郎と言われ、最初は子育てのしやすい女の子、次は男の子というわけだが、実際には一姫、二姫、三太郎が最も優れた戦略だったのである。

第2章 ハゲは嫌われても、がんには強い

——失うものがあれば得るものがある相互戦略

血管の浮き出た握力の強い男に女は惹かれる

男の握力は様々な要素と関係があることがわかっている。握力が強いほど、健康であり、手術後の傷の治りが早く、長生きである。病気にかかりにくく、ケガの治りも早い。尿などからタンパク質が失われにくく、骨密度も高い、筋肉の量が多く、体脂肪の割合が少ない。

筋肉の量や体脂肪、骨密度についてはごく当たり前のことだ（何しろ握力には筋力や骨がしっかりとしていることが必要だから）。しかし、健康や寿命にまで関係しているとはやや驚きだ。

この観点をさらに推し進めたのが、米ニューヨーク州立大学、オールバニー校のG・G・ギャラップ・ジュニア氏らだ。彼らは同大学の男子学生八十二人と女子学生六十一人についてまず、握力を調べた。

握力は男のほうが女よりもあるが、その分布には重なりがなく、はっきりと差があった。また右利きの場合、右の握力が左よりも九%くらい上回るが、左利きの場合には左右の握力の差はなかった。そして被験者の八八%が右利きだった。さらに、以下の項目について調べた。

・SHR（shoulder to hip ratio ヒップに対する肩幅の比。これは男のみ調べる）
・WHR（waist to hip ratio ヒップに対するウエストの比。これは女のみ調べる）
・攻撃的行動（ミドルスクールとハイスクールで、肉体的に、あるいは言葉で他者をどれくらいいじめたか、あるいはいじめの対象になったかを一〜五までの段階で答える。一はまったくそういうことがない、五は非常に頻繁にそういうことがあった）
・童貞または処女の喪失年齢
・これまで性的な交渉のあったパートナーの数

すると、握力の強さとの相関が現れたのは、男では次の項目だった。

・SHRの値が高い＝肩幅の広い、逆三角形の体型

・ミドルスクールでの肉体や言葉でのいじめをした側（いじめの対象にされた側については相関が出ず）
・童貞喪失の年齢が早い
・性的交渉のあった相手の数が多い

女ではこれらの要素と握力との相関はいっさい現れなかったが、処女を失った年齢と性的交渉のあった相手の数の間には相関があった。早くに処女を失えば相手の数も多いという、当たり前の結果だ。しかし、女では握力との相関をなすものがないという点が男とはまったく違っている。

男の握力が高いことの主たる原因は、男性ホルモンの代表格である、テストステロンのレヴェルの高さである。テストステロンは筋肉を増やし、骨を丈夫にするからだ。テストステロンはまた攻撃性を増すので、ハイスクールでの肉体や言葉でのいじめを助長するのだろう。またテストステロンは男のカッコよさを演出するので、当然女にモテる。結果として童貞喪失の年齢が早く、性的交渉のあった相手の数も多くなるのだ。

結局、握力を通して男の遺伝的な質のよさがわかるのではないかとギャラップ・ジュニア氏らは予測しているのである。なぜ腕なのかという点については、かつての樹上生活において木に登ったり、降りたりする際に握力がものをいったことと関係しているのではないかという。

この説明に関しては、私はいまいちピンとこないが、少なくとも女が男の腕に大注目していることは身をもって体験した。

数年前に、今は解散してしまったトップ・アイドルグループのイベントに招かれたことがある。東日本大震災からの復興を目指すチャリティイベントで、毎年のテーマを学校の授業になぞらえて行われていた。その年のテーマは「保健体育」であり、私は男女の違いについての専門家としてお声がかかったのである。

その際、参加者（ほぼ全員が女性）に前もって質問を出し、会場で回答結果を発表する「宿題」として、「男性のどんなところに男らしさを感ずるか」というものがあった。

驚いたことに回答でダントツだったのが「血管の浮き出る腕」である。ひょっとして解答例に示してあるのかと思うくらい圧倒的多数だった。

もし腕に脂肪がよくついていたら、血管は浮き出ないだろう。脂肪があまりついておらず、筋肉質だと血管は浮き出るのである。ということは実は女は、握力の強さを男らしさの象徴として認識しているということではないだろうか。

あのとき握力まで思いつかなかった私だが、今ははっきりということができる。

女が男の血管が浮き出る腕に惹かれるのは、男としての遺伝的な質のよさを、血管の浮き出る腕、つまりは握力の強さを通して評価しているからなのだ。

ハゲは女に嫌われるが胃がんに強い

私が一九八〇年代から考えているのは、男のハゲの問題である。とはいえ、歳をとれば男は誰しも髪が薄くなるのであるから、ここで問題にするのは若ハゲだ。女はハゲの男を嫌う。それはなぜかということだ。

日高敏隆先生の研究室の後輩の男子学生に、「女がハゲの男を嫌う」という研究論文がないのにそれを論ずるのはおかしいと指摘されたことがあるが、研究論文がなくてもそんなことは自明の理。彼は、いわゆる学者バカか、今流行の言葉で言えば、「学者脳」になっていたのだろう。研究はなくとも、女たちが口を揃えてハゲを嫌うという例は、清水ちなみさんの『清水ちなみの禿頭考《はげあたまこう》』（中公文庫）を読めば、続々と現れる。

たとえば、旦那や彼氏が徐々に薄毛になっていくのは許せるが、いきなり出会った男がハゲだとがっかりする。お見合いでハゲの男を紹介され、「自分はここまで落ちたのか」と思った。お見合いをセッティングするおばあさん曰く、「ハゲでも結婚できるのは医者だけだ」。

なぜこれほどまでに女はハゲの男を嫌うのか。まだこれという結論は出ていないのだが、一つ言えるのはハゲの原因が、男性ホルモンの一種のジヒドロテストステロンにあるということだ。

ジヒドロテストステロンは、男性の魅力を演出するテストステロンに水素がくっついた還元型で、テストステロンの一歩先にあるものだ。テストステロンが筋骨の発達やスポーツの際に必要となる空間認識力、男らしい顔、男らしい体型（特に、ヒップに対する肩幅の比が大きい、つまり逆三角形の上半身）、低い声、生殖能力や精子形成能力、性欲といった男としての魅力や能力に関わるのに対し、ジヒドロテストステロンはかなり残念なことと関わっている。

ニキビ、体毛の濃さ、前立腺肥大や前立腺がんのリスク、そしてハゲである。つまり、女はハゲを通して男の残念な部分を推測しているのかもしれない（これでもまだ女がハゲを嫌う決定的理由にはなっていないと思うのだが）。

ハゲにはジヒドロテストステロンの量、アンドロゲン受容体（男性ホルモン全体がここに結合して効果を発揮する。テストステロンもジヒドロテストステロンも結合する）の量、アンドロゲン受容体の感度が関係する。

ハゲ治療、いや薄毛治療の第一人者である佐藤明男さんによると、飲むハゲ治療薬であるプロペシアの効き方が、アンドロゲン受容体遺伝子にある繰り返し回数によって違うという。繰り返し回数とは、CAG（シトシン、アデニン、グアニン）という三つの塩基の繰り返し回数のことで、人によって十七～三十回と違いがある。CAGはアミノ酸の一種であるグルタミンをコードしている遺伝暗号なので、アンドロゲン受容体にはグルタミンが十七～三十回繰り返される部分があるわけである。実はCAGの繰り返し回数が少ないほどアンドロゲン受容体の感度がよいのだが、プロペシアの効き方にも大いにかかわっていた。

佐藤氏のクリニックで治療を受けた二百人の患者のうち、繰り返し回数が少ないか、普通の人たち（十七～二十五回）は、この薬がよく効き、八〇から九〇％の人が中等度から高度に毛が増えた。十七回の人に限ると一〇〇%の人に効いた。つまり繰り返し回数が少ないと、アンドロゲン受容体の感度がよく、ジヒドロテストステロンの効果によってハゲやすい。しかし飲むハゲ治療薬、プロペシアはよく効くのである。

これと正反対なのが繰り返し回数の多い人々で（二十六～三十回）、アンドロゲン受容体の感度が悪いのでジヒドロテストステロンの効果が出にくく、ハゲにくい。しかし飲むハゲ治療薬も効きにくいのである。さあ、どっちがよいのだろう。ちなみにプロペシアには勃起能力を衰えさせるという弊害もあり、ますます悩ましいのだ。

ハゲが女に嫌われるというのに、世の中からハゲが消えない。それはなぜか。実はハゲと病気との関係がわかっているのだが、ここでは二つの病気をあげたい。

まず、ハゲは胃がんに強い。医師や医療関係者の間で昔から言われているのは「ハゲに胃がんなし」という言葉である。この件について調べた人がおり、まさにその通りの結果だったのだが、ハゲの男、または将来若ハゲになるという男にとってこれよりもっと需要なのは、結核に強いということだ。

がんは主に中年以降に発症するため、子や孫の食い扶持を奪わない。効率よく死ぬための病気と解釈できる。しかし結核は主に若い人を襲う。すると、将来ハゲる若者が結核に強いということは大変重要な意味を持つ。若者期を結核で死ぬことなく切り抜け、その後、子をなすことができる。そのようにしてハゲに関係する遺伝もよく残って来ているわけである。

フランス人は日本人よりもずっとハゲが多い（約一・五倍）という調査結果があるが、それはかの地が日本よりも結核の流行が激しかったという歴史があるのではないだろうか？

将来ハゲる若者が結核に倒れることが少なく、子をよく残し、ハゲに関する遺伝子もよく残してきたのだ。

女は逃げ、男は戦うようにできている

イヌは、人間が自分を怖がっているかどうか、匂いでわかってしまうと言われている。どうも恐怖を感じているときに発せられる匂いというものがあるらしい。欧米では民間伝承として、ハッピーに感じている人からは甘い香りが、恐怖を感じている人からは悪臭が漂うと言われている。

実際の研究では、アリ、ミツバチ、魚（ヒメハヤ。ミノウとも呼ばれる）、哺乳類（ラット、マウス）が、体の匂いの変化から、恐怖や警告についてコミュニケーションをしていることがわかっている。では人間も実際にそうなのか、という問題について研究したのは米ラトガース大学のJ・H・ジョーンズ氏らで、二〇〇〇年のことだ。

彼らはまず、ニュージャージー州の大学の学生またはスタッフ、男十人、女十二人に二種類の動画を見せた。一つは、コメディの抜粋で十三分間の動画だ。これはハッピーな気分にさせるもの。もう一つは、ヘビ、虫、人食いワニの動画でやはり十三分間。こちらは恐怖を感じさせるものだ。

被験者たちは、どちらの動画を見ている間にも、それぞれ腋の下にガーゼをあてがい、ハッピーな気分または恐怖を感じたときの匂いがしみ込んだ汗を吸い取る。このガーゼはマイナス八十℃に保たれて一週間保存された後、瓶の底に入れて、判別者たちの判断を仰ぐことになる。

判別者もニュージャージー州の大学の学生またはスタッフから選ばれた男三十七人、女四十人だ。すると、男も女も、女がハッピーな気分のときに発する匂いについてはよく判別できた。しかし、男がハッピーな気分のときに発する匂いについては女しか判別できなかった。そして恐怖を感じているときに発せられる匂いについては、男も女も、女が発する匂いについては判別できなかったのに対して、男が恐怖を感じているときに発せられる匂いについては判別できたのである。ちなみに、判別できているかどうかは、ランダムに判別する確率よりどれくらい上回っているかどうかによって決める。より上回っているほど、より鋭く判別できているとするのである。

この研究からわかるのは、人間の感情は体臭の変化によって判別できるということ。さらに、その判別能力は女のほうが男よりも鋭いということである。

実際、過去の研究によると、女のほうが、同性の二人の手の匂いの違いがわかるし、他者のTシャツの匂いと自分のTシャツの匂いが混じっているときでも、それぞれの匂いがわかる。息の匂いの強さから、その人物の性がわかる。さらに感情の視覚的、聴覚的シグナルについても、男よりも感受性が強いのだ。

この研究で一番注目すべきことは、女が恐怖を感じているときの匂いは、男にも女にもわからないというのに、男が恐怖を感じているときの匂いのみ、それは男にも女にもわかるということだ。それは、おそらく捕食者などを発見し、恐怖を感ずるのがもっぱら男だからだろう。

さらにデータから読み取れるのは、男が恐怖を感じていることを、女のほうが男よりも、はるかに鋭く感じ取るということである。

ということは、男が捕食者などを発見して恐怖を感じたとき、いち早く反応し、逃げるのは女ということになる。そして男はむしろ留まって仲間を助けるとか、いっしょに戦うために、女より反応が鈍くなるようできているのだろう。

彼氏のいる女ほど男の匂いに敏感になる不思議

では、恐怖とは少し違う観点からの匂いによるコミュニケーションについて考えてみよう。人間以外の動物では、オスの匂いからその個体の優位性がわかり、それをもとにメスがオスを選んでいることがわかっている。では人間でもはたしてそうなのかと調べたのが次の研究である。

チェコ共和国チャールズ大学のＪ・ハブリチェク氏らは、二〇〇五年、男子学生四十八人に対し、自分が他者よりも心理的に優位に立っていると感ずる十一項目の心理的優位性についてアンケートを実施した。彼らにはコットンのパッドを腋の下に二十四時間装着してもらい、匂いつきの汗を吸い取る。当然のことながら、匂いのきつい食べ物、アルコール、タバコ、コスメ用品など、あらゆる匂いを、前の晩と当日に排除している。

匂いの判定については、女子学生が下す。月経周期のうちで最も子ができやすい時期(二十八日を一周期、月経第一日を一日目としたときの、九~十五日目)にある三十人と、それ以外の時期にある三十五人だ。

ちなみにこれらの女子学生は全員、ピルを使用していない。ピルを使っていると、このような相手選びや相手についての評価が、ピルを使っていないグループと比べ、ほぼ間違いなく正反対の結果になることが過去の研究でわかっているからだ。

つまり男選びをする際にピルを使用していると、選ぶべきではない相手を良いと判断し、選んでしまうのである。これは、妊娠しているかのような生理的状態にすることで、妊娠を避けるという仕組みがピルにはあるからだ。妊娠中に良い相手を選んでも意味がないのである。

ともあれ、このアンケートによって、他者よりも心理的に優位であるという結果の出た男は、匂いがセクシーな傾向にあると評価された。

ただし、そう評価できるのは彼氏がいるという女限定で、しかもその女が妊娠しやすい時期にあるときのみである。逆に言えば、彼氏がいても、子ができにくい時期には、心理的に優位な男の匂いをセクシーと感じない。

彼氏がいない女の場合には、子ができやすい時期にも、できにくい時期にも、心理的に優位な男の匂いをセクシーだと感じなかった。

これはいったいどういうことを意味するのだろう。

まず、彼氏のいない女だが、彼氏という、お腹の中の子を自分の子であると信じて育ててくれる相手なしに妊娠しても意味がないからである。いくら相手の質が良い場合でも（この場合には心理的に優位である）、シングルマザーとして育てることはなかなか難しい。

片や、彼氏のいる女とは、できた子を自分の子と信じて育ててくれる男を確保している女という意味だ。よって子ができやすい時期に、心理的に優位な男の匂いをセクシーだと感じ、受け入れようとするのである。その相手は、まず間違いなく、現在の彼氏よりも質の良い男であり、そうであるからこそ、セクシーだと感知するのである。

このような研究は過去に多数行われている。彼氏のいる女のほうが、子ができやすい時期に遠くまで出かけるとか、ディスコで肌の露出の多い服装で踊る。彼氏よりも質のよい男を探し、できれば浮気するためである。

一方、彼氏のいない女は反対で、子ができやすい時期ほど家やその周辺に留まり、大人しくしている。そして子ができにくい時期には一転して、遠出するとか、ディスコで肌を露出させる。彼氏を見つけ、確保するためだ。

いずれにしても彼氏というのは、少しもロマンチックな存在ではない。子ができた場合、それが自分の子であろうが、なかろうが、とりあえず育ててくれる便利な存在というわけなのである。

長身の阿部寛と大谷翔平の違いはアゴにあり

『週刊文春』二〇二一年五月二十七日号に「阿部寛（56）『借金2億』『女優ナンパで仕事ゼロ』の実録〝ドラゴン桜〟」という記事が掲載された。

ええっ、阿部さん、あんなに売れているのに借金二億？　と思ったら、かつてバブルのあおりで借金二億を背負ったことがあるが、十年で完済したという内容。「女優ナンパで収入ゼロ」も、『メンズノンノ』のモデルとして創刊号（一九八六年）の表紙を飾るなど大活躍したものの、百八十九センチの高身長が俳優としては災いし、相手の女優さんと背が釣り合わないなどの理由で敬遠され、また演技力もなく、仕事を干された時代があったということだ。

ところが、つかこうへいさんの舞台の主役に抜擢され、しごかれ、本人も必死に食らいついていくうちに役者として成長。あとはよく知られるように、二〇〇〇年に仲間由紀恵さんとのダブル主演によるドラマ『ＴＲＩＣＫ』（テレビ朝日系）で人気俳優として不動の地位を築いた。二〇〇五年、『ドラゴン桜』（ＴＢＳ系）での教師役、〇六年の『結婚できない男』（フジ系）での偏屈男役、二〇一二年公開の映画『テルマエ・ロマエ』で現代と古代ローマを行き来するローマ人の役など、とにかくちょっと変わった男を演ずることにかけては右に出る者がないくらいに貴重な俳優だ。

文春の記事は、『ドラゴン桜』で共演した人たちと今でも「桜木会」として定期的に会っていること、『テルマエ・ロマエ』での共演者たちとも「ローマ人会」としてやはり親睦を深めていることなど、タイトルとは裏腹に、とにかく阿部さんの人柄の良さ、真面目さ、人望の高さを褒める内容だ。

文春がこんなにも褒めるということは、次号で何か暴露記事でも控えているのではないかと勘繰りたくなったが、私がこの記事を問題にしたのは、内容とは別の理由である。

阿部さんの中学時代の顔写真が載っていることだ。それは今と比べ、一点違うところがあるだけで、すでに阿部寛そのものなのである。中学生にして完璧な顔！

一点だけ違うのはどこかというと、顔の下半分が伸びて面長になっていることだ。

実は男の子は子どものうちは丸顔だが、思春期から顔の下半分が伸びて面長となる。それは男性ホルモンの代表格である、テストステロンの働きによる。そしてテストステロンには身長を伸ばすという働きもある。ということは、身長の高い人ほど面長な顔の傾向があるはずである。実際、ジャイアント馬場さん、アントニオ猪木さんは極めて面長だ。阿部寛さんはやや面長程度。

昔、テレビのバラエティ番組で、三人の男性の中に一人だけ身長が二メートル近い人がいる、それはどの人かを当てるクイズがあった。観光地によくある、看板から顔を出して写真を撮るのと同じ要領で、顔だけ出して当てさせるのである。私はすぐにわかった。一人だけ超面長の人がいたからだ。実際、正解だった。

そうすると、不思議なのは大谷翔平君である。

彼は百九十三センチの長身でありながら丸顔で、ベビー・フェイスですらある。そのベビー・フェイスとマッチョな体、性格の良さや頭の良さ、もちろん打者としても投手としても活躍するという、あふれんばかりの魅力で大人気なわけだが、彼はなぜ面長ではないのだろうか。

もちろん、「傾向がある」というのは、「絶対にそうだ」という意味ではない。だから大谷君の場合は傾向からはずれているというだけのことだが、それでも気になってしまう。

なぜあんなにも運動能力があって（スポーツに必要な空間認識能力、筋肉質の体などはテストステロンの働きによる）、大男ぞろいの大リーガーの中でもとりわけ背の高い大谷君の顔が、なぜ面長ではなくて丸顔のベビー・フェイスなのか……。

ジャニーズ系羽生クンはネアンデルタール人の子孫だから人気者⁉

ウイグルのジェノサイドに抗議して政府要人を派遣しなかった国の選手がわざと失格

にされるとか、スノーボードで空前絶後というくらいの技を決めた平野歩夢君が低い点をつけられるなど、冬季北京五輪の無茶苦茶ぶりには、腹が立つやら、あきれるやら……。

とはいえ平野君はその後発奮、三回目の演技でさらに高難度の技を繰り出して、採点者たちに有無を言わせず、金メダルを獲得した。

このような騒ぎのなかにあって、羽生結弦君の、勝ちに行くならもっと手堅い構成にしてもよかったのに、という状況で、あくまで成功するかどうかもわからないクワドアクセル（四回転半）に挑戦したことは天晴れというより他はない。彼こそ男の中の男だ。

その羽生君、今回も北京の空港でファンにもみくちゃにされそうになったり、ロシアの女子フィギュア選手たちからハートの目線を送られたりで大人気である。

こういう女性人気に、男性はたぶん、いまひとつ合点がいかないに違いない。羽生君の実力についてはよくわかる、でもなぜあのような女性っぽい男が人気なんだ、と。

私は自身の感覚からしても、羽生君やいわゆるジャニーズ系の男子がモテるのは理解できる。でもどうしてモテるのか、その理由はずっとわからないままだった。

イギリスと日本とで、こういう研究がある。

男子学生の平均顔を作成する。平均顔というのは、何十枚もの顔写真をＣＧによって重ねていってつくる顔である。そして少しずつ女性化した顔、男性化した顔をＣＧでつくることもできる。

女性化とは、あごを張らせない、顔の下半分を縮める、顔全体を丸くする、肌をきめ細やかにする、唇を厚くする、目と眉の間隔を広くする、といった操作で、男性化はこの逆である。

そうやって日英の女子学生に顔の好みをたずねると、どちらも平均顔より女性化した顔を好んだ。排卵期（妊娠しやすい時期）には、多少男性化した顔を好んだが、それでも平均顔よりは女性化した顔だった。つまり日本だけでなくイギリスでも、女はジャニーズ系の顔を好むのである。モンゴロイドだけでなく、コーカソイドでもそうだったのだ。フィギュアのロシア女子選手たちが羽生君に目がハートなのも納得である。

なぜ女は女性的な男の顔を好むのか。

一つの説明として、男性ホルモンの代表格であるテストステロンの持つ有害な部分に注目したものがある。テストステロンは男の魅力を際立たせる一方で、免疫力を弱めるという恐ろしい働きがある。つまり女性っぽい顔の男なら、テストステロンのレヴェルがあまり高くなく、テストステロンの有害な部分から免れやすいのではないかというのである。

私はこの考えはどうも納得がいかない。というのも、男はテストステロンの免疫抑制作用をものともせず、ちゃんと元気ですよとアピールする点が最も重要で、それはうそやごまかしの効かない、免疫力の強さのアピールになっているからだ。この説明は、その根本部分を避けているという点でどうも怪しい。

まだ納得のいく説明はないのだが、一つ大変参考になるエピソードがある。

精子銀行を扱ったデイヴィッド・プロッツ著『ジーニアス・ファクトリー——「ノーベル賞受賞者精子バンク」の奇妙な物語』（酒井泰介訳、早川書房）を読んでいたら、こんな話が出てきた。

「うちの精子バンクはAさんでもっているようなものです」、「Aさんの精子は凄いんです。まるでイワシの大群みたいにまっしぐらに一方向へ泳ぐんです」とスタッフが証言する。著者である米国のジャーナリスト、プロッツ氏が興味を抱き、Aさんと会おうとするが、彼の居場所がなかなかわからない。Aさんは何人もの女と同時につきあい、金銭トラブルを起こして全米を逃げ回っているのだ。やっとのことでフロリダに潜伏していることを突き止め、会いに行くと、「やあ」とにっこり微笑む。年のころは四十近いのに、二十代にしか見えない。金髪のサラサラヘアーとブルーの瞳、少年のような無垢な微笑みを浮かべる。要はジャニーズ系だ。

女が少し女っぽい男に惹かれる――。その本質とはAさんのように、精子が多く、質も大変良いからではないか。その手掛かりが少し女性っぽい外見にあるのではないだろうか。実質的に良い素質をもっていない相手に女が惹かれるわけなどないのだから、このエピソードに大いに納得したのである。

ちなみに日英で行われた顔の女性化、男性化の実験をジャマイカ（ジャマイカの人々のルーツは西アフリカにあり、ニグロイドである）で行ってみたところ、意外な結果となった。女は平均顔から女性化した顔を好まず、男性化した顔を好んだのである。理由についてはわからないが、このようにニグロイドの人々が、モンゴロイドやコーカソイドとは違う傾向を示すとき、もしかしてと思うのは、彼らがネアンデルタール人と交配していないということだ。

人類はアフリカで生まれ、一部は北上して、今のヨーロッパあたりでネアンデルタール人と交配した。だからコーカソイドとモンゴロイドはネアンデルタール人の遺伝子を数パーセント持っている。しかしネアンデルタール人と交配しなかったニグロイドの人々はネアンデルタール人の遺伝子を持っていないのである。

女が女性っぽい男を好むことにはネアンデルタール人の遺伝子が関わっているのかもしれない。

歌舞伎役者（海老蔵）と作曲家（筒美京平）のピークは何歳か？

ＹｏｕＴｕｂｅを見ていたら、歌舞伎の成田屋の御曹司《おんぞうし》、市川海老蔵さんが、自分のチャンネルで首の治療の話をされていた。最近痛めたのではなく、小学三年生くらいからの持病であるという。

なぜ小学生が首を痛めたのかと言えば、毛振りである。「鏡獅子《かがみじし》」とか、「連獅子《れんじし》」で、長い尻尾のような毛がついた被り物を、首をぐるんぐると回しながら打ち振り、〝尻尾〟を回転させるパフォーマンスだ。

特に「連獅子」では白い毛の親獅子と赤い毛の子獅子が登場する。この親子は本当の親子で共演することが多い。音楽のテンポは次第次第に速くなり、両者の毛振りの動きも速く、しかもシンクロする。それらが最高潮に達したとき、お客は感動し、誰に促されるわけでもなく、自然と拍手してしまう。

このようなことは一朝一夕にできることではなく、ごく小さい頃から訓練しないと無理だ。一般人は普通そのような被り物を持っていないので毛振りのまねはできないが、海老さまは、小学三年生のときに先輩から特訓を受け、何でも一時間に八十回も頭を振ったせいで首に持病を抱えることになったのだという。

私はあるとき十八代目中村勘三郎さんが京都南座の顔見世興行でこんな動きを披露するのを目撃した。中腰になって左右の足を素早く動かし、舞台上で小さく一周するというものだ。そのとき隣の席にいた男性が、「あれは、できないよな」とつぶやいた。帰宅した私は早速まねようとしたが、簡単なようでいてまったくできない。やはり小さい頃からの鍛錬のたまものだろう。

歌舞伎役者はなぜそのような曲芸のような動きをするのかといえば、そういうパフォーマンスを示すことで自身の遺伝的な質がよいことを、それを見ている人、特に女性にアピールできるからである。だからこそ歌舞伎役者はめちゃくちゃモテるのだ。

さらに歌舞伎役者の場合、主だった役につくためには市川家、中村家、松本家、尾上家など、有力家系の出身者でなくてはならない。このような長く続く有力家系の一員であることも女は評価する。長く続いているということは即ち、その遺伝的質の良さは保証書つきのようなものだからだ。

男の遺伝的な質の良さをアピールするものはほかにもいろいろあるが、それらは女が男の魅力として感じているもののすべてだと言ってもよい。スポーツの能力、音楽の才能、ルックスの良さ、声の良さ、ジョークのセンス（話が面白い）などだ。

ちなみに歌舞伎役者に対する最大の褒め言葉は「声よし、顔よし、姿よし」である。これら男の魅力が本当に女に対するアピールであることを示す研究の中に、こんな興味深いものがある。世界の作曲家の男女比と、作品発表数のピークが何歳くらいにあるかについて調べたものだ。

それによると、作曲家は圧倒的に男が多い。作品の発表数のピークは三十歳前後だった。

もし作曲の才能が、女が男に対して、その遺伝的な質の良さをアピールするものなら、女の作曲家のほうが圧倒的に多いはずだ。しかし男のほうが圧倒的に多いわけだから、これは男が女に対して、己の遺伝的質の良さをアピールするものなのだ。

そして作品の発表のピークが三十歳前後というのも、まさに女に対して自分の遺伝的な質を最もアピールすべき時期だからである。

二〇二〇年に亡くなった作曲家、ヒットメーカーの筒美京平氏（一九四〇年生まれ）の、オリコンヒットチャートでトップテン入りした曲の数を年代別に見てみよう。その年の代表曲も示している。作曲家デビューした一九六六年はたった二曲だったが、翌年以降は次のとおり。

（年）	（曲数）	（代表曲）
一九六七	八	この頃はグループサウンズの曲多し
一九六八	十八	いしだあゆみ「ブルーライト・ヨコハマ」
一九六九	十七	
一九七〇	十	
一九七一	十九	尾崎紀世彦「また逢う日まで」

※七〇～七一年は筒美氏が三十歳から三十一歳になった年だが、「また逢う日まで」を作

曲したのはそれより少し前。ズー・ニー・ヴー「ひとりの悲しみ」のタイトルで発売されたがヒットには至らず、タイトルと歌詞（いずれも作詞は阿久悠）を変えて大ヒットした。

一九七二　二十三
一九七三　十七
一九七四　十五
一九七五　十一
一九七六　十四
一九七七　六
一九七八　十五
一九七九　八　ジュディ・オング「魅せられて」

※一九八〇年代初頭はやや低迷するが、盛り返し、
一九八三　十七　この頃はアイドルの曲多し

一九八四　　十二
一九八五　　十九　　少年隊「仮面舞踏会」
一九八六　　十七
一九八七　　十八　　この時四十六〜四十七歳

その後はさすがにゆっくりペースとなるが、最後にトップテンの一位を獲得したのが、二〇〇三年、TOKIOの「AMBITIOUS JAPAN!」。何と六十代になってからだ。これは東海道・山陽新幹線のチャイムメロディーになっているので聴き覚えのある方もいるだろう。

精子を増やそう……レッツ・エクササイズ！

精子の減少という問題が、すでに何十年も前から世界的に起きている。北米、ヨーロッパ、オーストラリア、ニュージーランドなど、先進国では一九七三年から二〇一一年までの間に、トータルの精子数が年に一・六％ずつ減少し、この三十八年間に約六〇％も減少した。

この傾向は、先進国に遅れてアフリカ諸国などでも見られるようになったというから、文明が関係する問題だと考えられる（ちなみに家畜ではそのような現象は起きていないので、やはり人間の文明に起因するものだろう）。

精子減少の原因としてまず考えられているのは、ビスフェノールAという物質だ。缶詰やレトルトパックの内側のコーティング、そしてレシートなどに含まれる物質で、女性ホルモンのエストロゲンと構造がよく似ている。よって、この物質はエストロゲン受容体を活性化させ、エストロゲンと似た作用を及ぼす。そうして精子の形成にも影響が現れるというわけだ。

精子の数には熱も関係する。そもそも睾丸が体の外にあるのは、精子を冷蔵保存するためだ。よって睾丸が熱を持つと精子数も減ることになる。サウナ、熱い風呂、ノートパソコンを膝の上に置くこと、スマホをズボンのポケットに入れること、ブリーフタイプの下着なども、睾丸を熱にさらすことになるのだが、ここではデスクワークという観点からの研究をみてみよう。じっと座って作業をしていると睾丸が熱を帯びる。そしてデスクワークは先進国ほど早い時期から増えてきているからだ。

アメリカのＡ・Ｊ・ガスキンス氏らは、ニューヨーク州のロチェスター大学の男子学生百八十九人を被験者とした。過去三カ月以内に、週にどれくらいの時間、動画を視聴したかと、汗をかくほどの運動をしたかがわかっている人々である。

デスクワークではなく、動画視聴にしたのは、まだ学生なので仕事をしていないからである。また、汗をかくくらいの運動を問題にしたのは、運動をしていないと活性酸素のレヴェルが上がり、精子の濃度に影響が及ぶが、運動をするとそのような効果を打ち消すことができるからだ。精液はマスターベーションによって採取してもらう。

すると、精液の濃度と動画視聴、汗をかくほどの運動との間に相関が現れた。

動画を最もよく見るグループ（週に十五時間以上）は、ほとんど見ないグループ（週に四・五時間以内）と比べ、平均で四四％、濃度が低かった。汗をかくほどの運動については、最もよく運動するグループ（週に十五時間以上）は最も運動しないグループ（週に四・五時間以内）と比べ、平均で七三％も濃度が高かった。予想通りだ。

しかし、ここで一つ疑問がわいてくる。

これは単に動画をよく見るのはオタクであり、女にモテない男たちだ。一方、汗をかくほどの運動をよくするのはスポーツマンであり、女にモテるタイプである。つまり、モテない男たちの精子の濃度は低く、モテる男の精液の濃度は高い。ただそれだけのことではないのか？　実際、顔のよさと精子の質との相関はわかっている。顔のよい男（イケメン）は精子の質もよいのである。

そのような疑問に答えるためだろう、ガスキンス氏らは動画視聴が週に十四時間以上とそれ以下のグループに分けて同様の実験をしてみた。すると、動画を十四時間以上見るグループでのみ、精子の濃度と運動との相関が現れた。動画を十四時間以上も視聴するというオタク的要素を持っていても、運動することによって精子の濃度が上がるのだ。オタクだから精子の濃度が低いわけではなかったのである。

そのようなわけで、デスクワークが多いという方こそ、汗をかくくらいの運動をよくすることをおすすめしたい。最もよく運動するグループの「週に十五時間以上」というのは、毎日二時間以上という結構な運動量だ。

これは今の時代だと大変な運動量に思えるが、ほとんどの人が農作業をしていた時代を考えると、これは極めて妥当な値ではないだろうか？

アダルトビデオは少子化を救う

最近、日活ロマンポルノの元監督の方と対談することになり、その資料として、この方の作品を二本、ＤＶＤで拝見した。私は日活ロマンポルノを見たことがなく、失礼ながら、さぞかしいやらしいものだろうと想像していたら、あら不思議。ラストでは爽快感を味わうような作品だった。

日活ロマンポルノは一九八八年を最後に制作されなくなったが、代わりに台頭してきたのがアダルトビデオである。こちらは本当のセックスを撮影したものであり、我々の分野での解釈は、それを見ている男は、そこにライバルの男がいると錯覚し、より大きな興奮を伴う。その後で放出される精子は精子競争（一人の女の卵の授精を巡って複数の男が争うこと）に勝利するために質のよいもの（運動性があるもの）になるであろう、ということだ。

そこで今回は、ちょっと変化球のこんな研究を紹介しよう。

二〇〇五年のこと、ウェスト・オーストラリア大学のサラ・キルガロン氏らは、同大学の男子学生（ヘテロ・セクシャル＝異性愛者）五十二人を被験者として、次の二種のシーンを見せた。一つは、男二人と女一人がいる。もう一つは、女が三人いる。

前者は、男二人が一人の女の卵の受精を巡って争うという、精子競争が起きることを予想させるイメージである。とはいえ、実際の絡みがあるわけではない。そして後者は精子競争が起きないイメージであり、こちらも絡みはない。女三人が登場するビデオにしたのは、単に前者と人数を合わせるためである。そうしてどちらの場合も男子学生にマスターベーションによって精液を採取してもらう。

その結果の前に、そもそも、どんなライフスタイルをとっているかによって、運動性のある精子が放出されやすかったり、されにくかったりする。

たとえば都会育ちのほうが田舎育ちよりも運動性のある精子がより放出されやすい（ちょっと意外だが、都会育ちはより多くのライバルに囲まれて育ったという意味かもしれない）。以下同様に、年齢が高い（学生の中での年齢差）、睾丸サイズが大きい、パートナーがいて性的に活発だと運動性のある精子がより放出されやすい。

片や運動性のある精子が放出されにくくなる負の効果があるのは、喫煙、アルコール、携帯電話をお尻のポケットに入れるとか、ベルトにつけているとき、デスクワークが多いとき（携帯電話、デスクワークの場合には股間の温度が上がり、睾丸の温度も上昇。精子の質が悪くなる）。

そんなわけでこの研究では、こうしたライフスタイルによって運動性のある精子の放出のされ方が違うという件で　補正を入れた。結果は以下のようになった。

男二人、女一人の、精子競争が起きるであろうシーンを見た後の場合、運動性のある精子の割合は、五二・一％。片や女三人の、精子競争が起こらないシーンを見た後の場合には、運動性のある精子の割合は四九・三％だった。あまり差がないように思われるかもしれないが、統計的に有為な差がある。

さらに、男二人、女一人という精子競争が起きるシーンを見た場合に、そのイメージをより明白に抱くことができたかどうかでも違いが現れた。運動性のある精子の割合は、より明白に抱いた者たちでは五八・七％、そうでない者たちでは三八・〇％だった。こちらも、もちろん統計的に有為な差がある。

このように精子競争が起きるイメージをより明白に抱くことこそが、精子競争に備え、運動性のある精子を多く放出させる一番大きな動機となるのである。

ちなみに、私が見た日活ロマンポルノ二本のうちの一本では、倦怠期の夫婦が若い男の子を招き入れ、妻が犯されているシーンを見た夫が発奮。いつもはうまくいかないセックスが見事成就する様子が描かれていた。

これもまた精子競争が予想される場合に男が発奮し、運動性のある精子を多く放出する例なのだろうと思った次第だ。

ペニスから骨を奪ったのは女である

人間の男のペニスには骨がない。そんなの常識。なんでわざわざそんなことを？　と首を傾げた方も多いだろう。実は哺乳類では骨や、そうでなくとも骨のようにペニスの勃起を支える役目を持つものがあるほうが普通なのだ。

骨（陰茎骨《いんけいこつ》）は、イヌにもネコにも、そしてライオン、ネズミ、クマ、キツネ、タヌキ、カワウソ、アザラシ、コウモリ、オランウータン、ゴリラ、チンパンジーにもある。でも人間にはない。

陰茎骨自体の長さを挙げると、以下のようになる（単位はセンチメートル）。

・キツネ　五
・タヌキ　五
・カワウソ　九
・テン　三・五
・アライグマ　一〇
・アブラコウモリ　一・一
・スロースリス　一・六

小さな動物でも結構な長さの陰茎骨を持っている

膨張時のペニスの長さと陰茎骨の長さについてわかっている例を挙げると、ゾウアザラシで、四十センチに対し二十センチ。ゴリラで三センチに対し一・二センチ。膨張した状態の約半分が骨によって支えられるというわけである。何ともうらやましい限りだ。

では、なぜ人間では陰茎骨が失われたのだろう。

まずはジョーク・バージョンから。

神はアダムの肋骨《ろっこつ》からイヴをつくったのではない。もしそうなら、男の肋骨は女よりも一本少ないことになってしまう。実は、イヴはアダムの陰茎骨からつくられた。だから人間の男のペニスには骨がない――。

ちなみに人間のペニスは、霊長類界で長さ、太さともに最大である。長さは以下のとおりだ（単位はセンチメートル）。

・ゴリラ　三
・オランウータン　四
・チンパンジー　八
・人間　十三

ペニスのサイズについては人種差、個人差も大きく、異論のある方もあるだろうが、これは一学者の見解だ。

ともあれ、人間ではペニスが大変発達したにもかかわらず、骨がない。だが、骨はなくとも、ペニスをちゃんと役立たせなくてはならない。

この件について、『利己的な遺伝子』（紀伊國屋書店）で有名なリチャード・ドーキンス氏は、まさしくこの本の中でこんな説明をしている。

人間のペニスは血液を大量に流入させるという、いわば加圧式ポンプと同じ方法で、かの状態をつくり出し、かつ保たなければならない。これは糖尿病などの病気を患っていると困難である。神経の疾患や不安やストレスを抱えていても難しい。実際、野生動物の世界では順位の低いオスは、自身が置かれている状況から心理的なインポテンツの状態になっていることもあるという。

つまり骨がなくてもエレクトできるのは、健康であり、かつ男性社会で疎外されていないことを意味する。女は、骨がほとんどなく、それでもちゃんとエレクトさせることができる男を選んできた。それは骨がほとんどないというハンディにもかかわらず、ちゃんとセックスを成し遂げられる、健康で男社会で疎外されていない男だ。そういう過程を繰り返すうちに骨はついに本当になくなってしまったのだ。

人間の男のペニスから骨を奪ったのは女であり、神ではないのである。

歳をとるとペニスは縮むのか？

Ｈｏｘ遺伝子なる一群の遺伝子がある。受精卵から始まり、細胞分裂を繰り返しながらその動物らしい形になっていく過程で形作りを担当する遺伝子のことだ。そして人間の指と生殖器は同じＨｏｘ遺伝子のメンバーによってつくられる。

ということは、指、特に男の指を見れば彼の生殖器の出来映えが推測される。作り手が同じだからだ。女が男の指に惹かれ、チェックするのはそのためである。

前述もしたが、指比《ゆびひ》（薬指の長さに対する人差し指の長さの比）なるものがあるが、それは胎児期のホルモン環境を反映する。指比の値が低い、つまり相対的に薬指が長い男は胎児期のテストステロンのレヴェルが高かった。胎児期には体の基礎固めがなされ、テストステロンが関わる右脳（空間認識などが関係する）、筋肉、骨格が発達する。そのようなことから、指比の低い男はスポーツができるとか、音楽の才能があるという研究結果が示されている。

ここまでくると誰しも想像を巡らすのは、指とペニスサイズの関係だろう。指が長ければペニスも長いのではないのか？

この件について初めて調べたのは、指と指比研究の第一人者ジョン・マニング氏ではない。アテネ海軍退役軍人病院のエヴァンゲロス・スピロプロス氏である。彼は、肝心な指の長さを薬指ではなく、人差し指で測るという、マニング氏ならあり得ないミスをおかした（百三十八ページ参照）。だが、それでも結果は現れた。

マニング氏の『二本指の法則』（早川書房、村田綾子訳）によると、スピロプロス氏らは二〇〇二年、五十二人の若い男の人差し指の長さを測定。同時に身長、体重、ウエストとヒップのサイズも測定し、「痛くない程度に、きわめてゆっくり伸ばしたペニスの長さ」も記録した。なぜ膨張時の長さを測らないかというと、やはりそこに心理的な抵抗があるからだろう。スピロプロス氏らとは別の膨張時のペニスサイズを測定した研究では、自宅で各人に測定させている。

ともあれそうすると、人差し指の長さとペニスサイズとの間に一番強い相関が現れたのだ。マニング氏は薬指で同じ研究をすれば、もっと強い相関が現れたはずなのに、と残念がっている。私も同意見だ。なぜマニング氏の研究の本質を見抜けなかったのだろう？

同様の研究は韓国でも行われた。二〇一一年、仁川《インチョン》広域市の嘉泉《カチョン》医科大学キル病院、泌尿器科のT・B・キム氏らによるもので、この場合には人差し指と薬指の長さ、そして指比も測り、身長、体重についても測っている。

彼らが対象としたのは、この病院へ前立腺、陰嚢、膀胱など泌尿器系の病気（ペニスサイズには影響がない）により入院し、手術を要する患者計百十四人で、当然と言うべきか平均年齢は高く、五十七歳。

ペニスサイズの測定は、何と患者が麻酔をかけられ、手術されている最中に行われる（もちろん患者へのインフォームドコンセントはとってある）。スピロプロス氏らと同様に、引っ張って伸ばすのだが、麻酔をかけられているので痛くはない。この「引っ張って伸ばしたときのサイズ」が、果たして膨張時のサイズとみなしてよいのかという疑問もあるが、膨張時のサイズの「信頼できる見積り」になると多くの研究によって確かめられている。

キム氏らの研究でわかった一番の成果は、ペニスサイズは人差し指の長さとも薬指の長さとも相関があるが、それ以上に指比との相関が強いということだ。指比こそが胎児期のホルモン環境を反映するので当然なのかもしれない。

実はこの研究では平常時のペニスサイズも測られており、平均で七・七センチ。引っ張って伸ばした場合は平均で十一・七センチだった。そして膨張率の平均は一・五四倍（二倍以上のケースもあり）。

いかがでしょうか、男性読者の皆さん。キム氏らの研究ではかなり年配の男性が被験者となったわけだが、年齢による変化というものは認められず、年をとったからといってペニスは縮むわけではないのでご安心を。

このように人間の性を真正面から扱う研究は、日本では少なくとも大学のような研究機関ではほとんどなされない。すれば、たぶん〝村八分〟にされるからと思われる。皆で足を引っ張っているような状態だ。人間以外の動物の性を扱う研究は散々するというのに、人間となるとぴたりとやめてしまう。私はそれが悔しくてたまらない。だから、せめてこのような研究があるということを皆さんに紹介しているのである。

その代償として、竹内の言うことはいい加減だから信用するなとか（私は研究内容の紹介については間違いがないよう、できる限りの注意を払っている）、竹内は学界で相手にされていない、偽学者、偽学問などと、おそらく学界人の流す噂を信じて攻撃し、揶揄する人々がいるが、年のせいか最近では割と平気になった。

これからもどんどん人間の性の研究を紹介し続けます！

男の指の話（1）生殖能力編

母親の子宮の中で、受精卵が細胞分裂を繰り返しながら、その生き物らしい形になっていく。その形づくりの現場監督のような役割をなすのがＨｏｘ遺伝子である。Ｈｏｘ遺伝子は多数存在するのだが、肝心なことは指が生殖器と同じＨｏｘ遺伝子群によってつくられるということだ。つまり工事の現場監督が同じだということ。とすれば、指を見れば生殖器の出来映えも推測できるという次第。だから女は男の指をチェックするというお話をした。今回も指比の話だ。

指比は、基本的に右手の手のひらの側で測定する。人差し指の長さを指の付け根から先端まで測る。薬指の長さも同様に測るが、薬指の付け根にあるしわ二本のうちの付け根に近いほうから測る。そうして、「人差し指の長さ÷薬指の長さ」を計算すると、これが指比である。薬指に対する人差し指の長さの比というわけだ。

なぜ指比などというものが大事なのかというと、体の基礎ができる胎児期にどのようなホルモン環境にあったかの大変優れた指標になっているからだ。男性ホルモンのテストステロンは胎児期に薬指を伸ばす働きがある。一方、女性ホルモンのエストロゲンは胎児期に人差し指を伸ばす働きがある。だから指比が低ければ胎児期にテストステロンのレヴェルがより高かっただろうし、高ければ胎児期にエストロゲンのレヴェルがより高かっただろうと考えられる。

このようなことを調べるのに、まさか人間の胎児を使うわけにはいかず、マウスで実験し、わかったのである。また、成長の過程で指自体は伸びるが、指比については変わらないことが、子どもたちを追跡調査することによってわかっている。そして、男のほうが女よりも指比が低い傾向にあり、女は男よりも指比が高い傾向にあると予想され、実際、イギリスでの調査では、男の指比の平均は〇・九八、女の指比の平均は一・〇〇だった。

平均すると、男は薬指のほうがちょっと長く、女は人差し指と薬指の長さが同じだったのだ。ここで肝心なことは、指比は人種や民族によって、驚くほど違うということだ。

イギリスを始めとするヨーロッパ勢は概して指比の値が高い（相対的に薬指があまり伸びていない）。それに対してアフリカ諸国は低い（相対的に薬指が長い）。

指比研究の第一人者、ジョン・マニング氏は日本人の指比の低さに驚いている。男の平均が〇・九五なのだ。アフリカにルーツを持つ人々がほとんどであるジャマイカよりも低い。女も平均で〇・九七と、その低さはイギリスの男を凌いでしまう。

なぜなのかはわからない（ちなみに中国人もほぼ日本人と同じくらい指比は低い）。指比は胎児期のホルモン環境を反映するものなので、日本人や中国人は胎児期のテストステロンのレヴェルが世界的に見て非常に高い傾向にあるということが言えるのではないだろうか。

さて、まず指比と生殖能力との関係だが、実はマニング氏たちが真っ先に調べたのが精子の質だった。男がマスターベーションによって精液のサンプルを提出する。全部で五十八人の男が研究に協力したが、うち三人はマニング氏とその共同研究者二人と思われる（なぜなら、後から三名のサンプルを追加したと論文に書いているからだ）。そうして精子の数、精子の泳ぐ速さ、重力に逆らって移動する能力といった精子の質に関して調べる。

するとやはり、指比の低い男は精子の数が多く、質もよい傾向にあった。体の基礎ができる胎児期に、テストステロンのレヴェルがより高かったことが精子の質に反映されているのである。

男性の方はどうか一度ご自分の指比を測ってみてください。その際、右手のてのひらの側で測る点に気をつけて。

男の指の話(2)才能編

指比からは、その人物がどれほどの才能を持っているかということも、おおよその見当がつく。前述のとおり、指比が低い値であるほど、胎児期に、テストステロンのレヴェルが高かったことを意味するのだが、テストステロンは右脳を発達させる。右脳の発達が関わっているのが空間認識力である。テストステロンはまた心臓や血管系、骨格や筋肉の発達、集中力やリスクを恐れない性質などとも関係がある。そして、これらの性質のすべてを最高レヴェルで備えている人々といえば、プロスポーツ選手である。

そこで指比研究の第一人者ジョン・マニング氏は、母国イギリスのプロ・サッカー選手に注目した。サッカーではゴールキーパー以外は基本的に手を使わないので、指比の研究に適している。手を酷使するスポーツなら、そのために指が変形している可能性があるのだ。

英国プロ・サッカー界の三百四人を、国際試合に出場したことのある選手、プレミアリーグの選手、コーチの三グループに分類して調べたところ、どのグループでも指比の平均は〇・九四～〇・九五五。イギリスの一般人の男の指比の平均である〇・九八を大幅に下回った。予想通りである。

次に、同じくサッカー選手を、レギュラー、控え、ユースに分類して指比を調べた。するとどうなったか？　たぶんお分かりだと思う。指比の平均が低い順に、レギュラー、ユース、控えだったのだ。レギュラーは十分優れた選手、ユースにはのちにレギュラーになる選手もいれば、なれない選手もいる。そして控えはレギュラーよりはいまひとつ実力に欠ける選手だ。

指比は、少年時代にその少年の将来の力量を予言することもできる。

少年サッカーのコーチに選手の力量を評価してもらい、同時に、少年たちの指比を測る。するとコーチの評価と指比の低さは、年齢の若いうちはあまり対応しないが、年とともによく一致するようになる。

つまり早熟な少年もいれば晩熟の少年もいるので、年が若いうちはコーチの評価と指比の低さはあまり一致しない。しかし、年とともにその少年が持つ実力が開花していくので、コーチの評価と指比の低さがよく一致するようになるわけである。

もしあなたに息子さんがいて、将来プロスポーツ選手を目指している場合には、ぜひ指比から将来性を見抜いていただきたい。指比が日本人の平均（男〇・九五、女〇・九七）より極めて低ければ将来有望。大いに褒めちぎり、才能を開花させてください。そうでない場合には、静かに見守ってあげるべきでしょう。

マニング氏は音楽の才能との関係も調べている。音楽も右脳の発達がかかわっているからだ。サンプルにしたのはイギリスの交響楽団、ブリティッシュ・シンフォニー・オーケストラのメンバーだ。オーケストラを対象としたのは純粋に音楽の才能を調べたかったからだろう。ザ・ローリング・ストーンズのドラマー、チャーリー・ワッツの訃報を耳にしたばかりだが、このようなロックバンドのメンバーとなると、単純な音楽の才能以外の要素も重要となるため避けたのだと考えられる。

ともあれ、このオーケストラのメンバーは男五十四人、女十六人で、男の指比の平均は〇・九三。イギリスの一般男性の〇・九八を大きく下回る。ところが女性団員の指比の平均はイギリスの一般の女と差がなかった。

なぜ男では一般人との違いが現れ、女ではオーケストラの団員という超エリートでありながら一般人との違いがないのだろう？

これは女が男を選ぶという構図から現れる現象だからだろう。男は自分がいかに優れた資質を持っているかをアピールする必要が大いにあるが、女にはその必要がないからなのである。

おまけとして、日本の芸能人の指比を見ていただこう。

私はかつて浅草公会堂の前に飾られているスターたちの手形から、指比を調べたことがある。指比がダントツに低かった第一位は十八代中村勘三郎さん（二〇一二年没。測定時は存命中）の〇・八九だった。これに次ぐ〇・九〇が二〇二〇年に亡くなった坂藤十郎さん、西村晃さん（テレビ版二代目水戸黄門役、一九九七年没）、髙橋英樹さん、山田洋次監督だった。続いて〇・九一は、すべて故人だが勝新太郎さん、田端義夫さん、丹波哲郎さん。〇・九二が尾上菊五郎さん、里見浩太朗さん、日野皓正さん、渡辺貞夫さん。

ここに登場した俳優も音楽家も指比が低く、胎児期にテストステロンのレヴェルが高く、空間認識力や心臓の働きなどがよく、骨格や筋肉が発達するなどしている。だからかっこいいのだ。

そしてもちろん、モテるのである。

男の指の話(3)アルコール依存症編

今回は指比とアルコール依存症との関係を見てみよう。調べたのは、ドイツ南部にあるフリードリヒ・アレクサンダー大学エアランゲン＝ニュルンベルクのコーン・フーバー氏らで、二〇一一年のことだ。結果を見る前に、ドイツ人の指比はイギリス人よりもやや低い値であることを念頭に置いていただきたい。

フーバー氏らはアルコール依存症の患者、百三十一人（男八十一人、女四十四人）について指比を測定した。

アルコール依存症ではない対照群としてはエアランゲン＝ニュルンベルクの職員百八十五人（男八十三人、女百二人）にボランティアとして参加してもらっている。

すると、指比は

・アルコール依存症の男　〇・九五二

・そうではない男　〇・九七六

アルコール依存症の男は、そうでない男よりも指比が低いという結果になった（もちろん有意な差あり）。

そもそも、なぜアルコール依存症と指比の関係を調べたかというと、左利き、ケンカっ早さ、ＡＤＨＤ（注意欠陥・多動性障害）の人々の指比が低いこと、そしてこれらの三項目がアルコール依存症との関連があり、ならば、アルコール依存症の人々の指比は低いのではないかと考えたからなのだ。

この研究では女についても測定しているが、びっくり仰天の結果が現れた。オーケストラの団員の指比を調べたら、男の団員は一般人より低く出るのに、女の団員では一般人と変わらなかったという実験結果は前述した。動物にはメスがオスを選ぶという大原則がある。そのためオスのほうは自分の資質が優れていることをメスにアピールする必要性があるが、メスにはそのような必要性はない。よってオーケストラの団員というプロの音楽家であっても、女は自分の資質を表す必要はないので指比は一般人と変わらなかったのだ。

では女の場合、アルコール依存症と指比の関係はどうかというと、

・アルコール依存症の女　〇・九六七
・そうではない女　〇・九八三

アルコール依存症の場合には女でも、そうでない女と比べ指比が有意に低いという結果が出たのだ。

この研究に刺激されたのか、例のJ・T・マニング氏は二〇一一年にイギリスの放送

局ＢＢＣのインターネット調査によって数万人規模の調査を行った。もっとも、これはアルコール依存症についてではなく、酒をよく飲むかどうかによる違いだ。

酒を「飲む」グループは毎日酒を飲む人たち、「飲まない」グループはまったく飲まないか、飲むにしてもたまにという人たちだ。

男の場合、指比は以下のようになった。

・飲む　　　〇・九八四
・飲まない　〇・九八五

何だ、変わらないじゃないかと思われるかもしれないが、数万人規模の調査で行った研究なので、有意差ありとみなされる。酒を「飲む」男は「飲まない」男よりも指比が低いのだ。

また女では

・飲む　　　〇・九九二

・飲まない　〇・九九五

これも有意差ありだった。酒を「飲む」女は「飲まない女」よりも指比が低いのだ。男も女も、指比が低いことは男っぽいことと関係するので、このような結果となったのだろう。

指比が低い方はアルコール依存症に、くれぐれもご注意を！

男の指の話（4）うつ病編

大人の場合、指比によって気をつけるべき病気がわかり、検診を受けるとか、生活習慣に気を配るなどの対策を講じることができる。そこで今回は指が予測する病気として、うつ病をとりあげたい。

実はJ・T・マニング氏が指と病気との関係について初めて研究したのが、うつなのだ。彼はリバプールのある地域の住民、百二人を調査した。男五十二人、女五十人だ。

もちろん、社会経済的地位がまちまちであり、偏っていない人々で、うつという個人の健康状態と言うプライバシーに関わる問題を扱うわけだから、インフォームドコンセントもしっかりとっている。

うつの程度については、ＢＤＩ（Beck Depression Inventory）なる指標を用いる。Beckはこの基準をつくった医師の名である。

全部で二十一の項目に四段階で答える。たとえば「将来についてどれくらい悲観しているか」「睡眠がよくとれているか」「自殺したいと思うことがあるか」「食欲がどれくらいあるか」「最近体重が落ちたかどうか」「性欲があるか」などに対し、たとえば「将来についての悲観」なら、「悲観していない」から「何の希望もなく、よくなる可能性もない」までの四段階で答える。「体重減」なら「それほど落ちたということはない」から「六キロ以上落ちた」まで、二キロずつの四段階だ。

その中で自分に一番近いものを選んで印をつけ、その答えに症状に応じたポイントがつく（ポイントはゼロのこともある）。そうしてポイントの合計によってうつの症状の重さを割り出すわけだ。一方で被験者は指の長さと身長が測られる。

そうすると、まず男では左手も右手も、どんな指であっても指の長さとうつ傾向との間に相関があった。指が長いとうつ傾向が強い。一番強い相関は左手薬指にあった。何だか意味深だ。ところが女については相関はなし。

次に身長に対する指の長さという観点で調べると、男ではすべての指で身長の割に指が長いとうつとの相関があった。しかも最も強い相関があったのは、またしても左手薬指で、それは指の長さ自体とうつ傾向との相関よりも強いものだった。

こうして身長に比べ指、特に薬指の長い男は、よりうつ傾向にあると言えることがわかった。そしてまたしても女では相関はなし。

なぜ男で相関が出るものが女では出ないのか。それは、女が男を選ぶという原則から導かれる。つまり、一回の繁殖にかけるエネルギーと拘束時間が長いほうが選ぶ側に立つという、動物の大原則だ。男は一回の繁殖にかけるエネルギーも拘束時間も短い。よって選ばれる側となり、選ばれるとすれば、自分の資質をアピールしなければならないということになる。指についても、様々な能力だけでなく、罹りやすい病気についても正直にアピールしなければならないということになるのだろう。

指の長さがうつ傾向と相関があるのなら、当然指比（人差し指に対する薬指の長さの比）にも相関があるに違いないと考えたくなる。胎児期にテストステロンは薬指を伸ばす働きがあり、実際、薬指が長い男はうつ傾向にあるのだから。

実際、指比の低い男、つまり薬指が相対的に長い男はうつ傾向にあった。しかしその傾向は、指の長さ自体や、身長に対する指の長さほどにははっきりした傾向を示さなかった。どうしてなのかは不明だ。そしてこの場合にも女では相関が現れなかったのだ。

ところで薬指は男性ホルモンのテストステロンの影響を受け、それによってよく伸びるわけだが、男性ホルモンの影響をよく受けることは、薬指に生えている毛を見ることでわかる。どの指よりも毛がよく生えているのが薬指だ。なぜ薬指に一番毛が生えているのか。

男性ホルモン受容体は、男性ホルモンの代表格のテストステロンだけでなく、同じく男性ホルモンのジヒドロテストステロン（テストステロンの還元型）を受け止める。ジヒドロテストステロンは毛を生やす働きがある。

つまり薬指には男性ホルモンの受容体が最も存在しているというわけで、だからこそ薬指に最も毛が生えているのである。ちょっと指をながめてみてください。

第3章

「遺伝子の見破り」は猫でもできる

——動物も人も繁殖戦略は自己チュー

女（メス）と男（オス）の関係は、すべて精子と卵から始まる

まずは極めて基本的な、動物行動学の基礎であるオスとメスの間の問題について述べたい。男と女の問題はすべてここから発生すると言っても過言ではない。基礎的な話なので、既に知っていらっしゃる方もあるだろうが、そういう方にとっても初耳の内容かもしれないこともあるので、最後までおつきあいください。

動物は（実は植物もなのだが、それはさておき）、メスがオスを選ぶ、が大原則である。それはなぜか。一言でいえば、一回の繁殖に投資するエネルギーや拘束時間が多いほうが選ぶ側に回り、少ないほうが選ばれる側に回るからである。

哺乳類であれば、メスは卵（卵子）という、精子よりもはるかに大きい配偶子を投入する。そして一度妊娠したら、出産、授乳、その先の子育てというように、次々となすべきことがあり、次の繁殖のチャンスは年単位となる。エネルギーも、拘束される時間も、オスをはるかに上回る。

一方、オスはといえば一度精子を放出しても、次なる繁殖のチャンスは精子が回復したとき。チャンスをものにできるかどうかは別として、チャンスだけはいくらでも巡ってくる。

となれば、一回の繁殖にかける本気度は断然メスのほうが強い。しまった、このオスを選ぶんじゃなかったと思っても、次の繁殖まで何年も待たなくてはならない。よって極めて慎重に相手を選ぶわけだ。人間においても同様で、プロポーズは普通男のほうから言い出し、女がＯＫかどうかの判断を下す。女のほうから言い出した場合は「逆プロポーズ」と言われる。

ともあれメスがオスを選ぶとなると、オスは自分がいかに優れた資質（主に免疫力の高さ）を持っているかをアピールする必要に迫られる。人間を含めた様々な動物では、オスの魅力がその資質（主に免疫力）の指標となっていて、メスはオスの魅力を手掛かりに質のいいオス（主に免疫力の高いオス）を選んでいる。

そのようなわけで、人間でも魅力と免疫力との関の研究が盛んに行われているのだが、相関が現れるのはたいてい男の場合である。女では相関が現れない。女でも相関が現れたという例は声の魅力くらいしかないのだ。

鳥も同様にメスがオスを選ぶ。鳥の九割が一夫一妻で、共同で巣造りをし、やはり共同でヒナにエサを運ぶが、卵という大きな投資をし、抱卵という時間の拘束を強いられるのはメス。よって鳥でもオスは自分の資質をアピールし、メスに選ばれる側となる。オスはきれいな羽を持つとか、歌やダンスによってメスにアピールするが、メスは地味で捕食者に見つかりにくい羽色をしている。

ところが鳥でこの大原則から外れるという連中がいる。シギ・チドリの仲間だ。試しにタマシギをウィキペディアか何かでご覧いただきたい。メスのほうがオスよりもきれいなのだ。なぜそうなっているのか。少し考えればわかると思う。

こうなるからには、オスのほうがエネルギーを要し、拘束時間が長いのだ。シギ・チドリ類では、メスがオスと交尾すると、「あとはよろしく」とばかりに産んだ卵の抱卵とヒナが孵った後の世話をオスに任せて次に行く。一回の繁殖でそこまでエネルギーと時間を費やさなければならないとなれば、オスとしては　厳しくメスを選ばせてもらうということになる。そしてメスはメスで、自分がいかに資質に優れているかをアピールする必要があり、きれいな羽などでアピールするのだ。

当然のことながらシギ・チドリではオスにモテて、繁殖シーズンに何回も交尾できるメスがいる一方で、全然繁殖できないメスもいる。普通とはまったく逆の現象が起きている。

この、シギ・チドリという例外を見ることで事の本質がより鮮明となった。つまり、動物は一回の繁殖でエネルギーをより投資し、拘束時間も長いほうの性が選ぶ側に立つ。そうでないほうの性が選ばれる側に回るのである。

モテないオスのクジャクにも慰めはある

最近、ツイッター上で、クジャクのオスが尾羽《おばね》をわっさわっさと揺らしながら広げる様子の動画が話題となっていた。

もっとも、広げるのは、正確には尾羽ではない。尾羽を支える上尾筒《じょうびとう》という部分が発達した結果、尾羽のように見えるようになったのである。上尾筒は、そもそも尾羽を支えるためにあるもの。だから、あのようにぱっと広げたり、体に対して垂直になるまで反らせたりすることができるのだろう。

クジャクのオスはレックと呼ばれる集団求愛場（集団繁殖場）に集まってきて、尾羽を広げ、メスに求愛する。レックにはそれぞれのオスが、ディスプレイ用のアリーナ（舞台）を確保しており、まずは場所取りの能力が重要である。やはり多くのメスの目にとまる、立地条件のよいところにアリーナを構えることが肝心だ。

しかしそれよりも、メスにモテるどうかを決めるのは、目玉模様の数である。オスは尾羽を広げるとき、わざわざわっさわっさと揺らすのだが、その際、目玉模様はメスを幻惑する作用がある。このときの様子を見た人から、本当に催眠術にかけられているようだという感想がもたらされ、やはり人間が見ても幻惑されることが確認された。

英国ミルトンキーンズにあるオープン大学のマリオン・ペトリ氏らは、目玉模様の数と交尾できたメスの数との関係を調べてみた。すると両者の間には、きれいな直線状の正の相関があった。

具体的には、目玉模様が百六十二個あるオスは八羽のメスと交尾できた。同様に百五十八個のオスは七羽のメス、百五十二個のオスは六羽のメス、百五十個のオスは二羽のメス、百四十八個のオスは一羽のメス、百四十一個のオスはまったく交尾できないか、一羽のメスとのみ交尾できたという大変厳しい結果だ。

その一方で、目玉模様が百五十八個あるのにまったくメスに恵まれなかったというオスもいる。目玉模様の数は多いが、発色がイマイチだったということかもしれない。

ペトリ氏らは次にメスの約五〇％が二回交尾していることを突き止めた。しかも、違うオスとそれぞれ一回ずつ交尾する場合と、同じオスと二回交尾する場合とがあった。

前者は、繁殖期の初めのほうで、これぞと思う良いオスが他のメスと交尾中もしくは求愛中で忙しく、付け入る余地がない場合、保険のために他のオスと交わるというケースだろう。理想を追うあまり、繁殖期に誰とも交尾することなく終わってしまっては意味がない。そこでまず保険をかけてまずまずのオスと交わっておく。そうして二回目に本命の良いオスを狙うのである。

同じオスと二回交わるというのは、順位の高いメスが、良いオスと交尾したときに、そのオスを独り占めにするという意味がある。別のメスがオスに近づこうとすると、自身の体を間に入れて、メスを追い払うか、オスの求愛の邪魔をするのだ。実際、順位の高いメスは繰り返し交尾に関係しやすいことがわかっている。もちろんモテるオスほどメスどうしの争いが起きやすい。

またあるオスと一回しか交尾しないというケースでは、良いオスと交尾したから、それ以上は求めないという意味があった。

この「良いオス」とはどういうことかというと、メスに人気のあるオスということで、観察中に七〇％以上のメスに受け入れられたオスを基準にしている。メスに人気ということは、遺伝的資質に優れていることを意味するのだ。

実は、オスには二種類あり、特定のアリーナを確保しており、ディスプレイしてメスにアピールするタイプと、そのようなアリーナを持たずにメスにまとわりつくストーカータイプのオスだ（floating male といい、根なし草のオス）。当然後者の質はよくない。

しかしレックにやってきたメスは、既にそうしたオスにまとわりつかれている場合も多く、なんとかして彼らを振り切りたいと思う。その場合に特定のオスと繰り返し交尾することで、彼らからの嫌がらせを阻止し、彼らと交尾してしまうリスクを減らすのだという。このような当てつけのために同じオスと連続して交尾することもある。

レックで華々しくメスと交尾できるのは特定の「良いオス」だけである。たいていのオスは交尾することすらかなわない。このような厳しい淘汰のおかげでクジャクのオスは、信じられないほどの美しさを手に入れたのだ。

しかし一方で、レックに集まってくるオスたちには、なにがしかの血縁関係があることも事実だ。とすれば交尾できなかったオスにも一筋の光明が見えてくる。一族のうちの最も出来のいい奴が繁殖しているとすれば、自身が繁殖できなくとも、そいつが代わりに繁殖し、ある程度は自分の遺伝子を残してくれているのである。

動物行動を見るポイントは、このように一族で考えるということである。非常に使い勝手のよい考え方なので、いつも心にとめておいてください。

人間のあくびがうつりやすい犬の習性は氷河期に始まる

同じあくびでも、自分でするのと、他人につられてするのとでは大違いであることを知っておられるだろうか。

前者は寝起きとか眠いとき、退屈なときなどで、新鮮な空気を吸い込んで頭をはっきりさせるという意味がある。後者はそういうこととは関係なく、ただ前者の意味であくびした人物につられてするのである。だが、実はこの後者の行為には、自己を認識し、他者に共感するという二つの重要な能力が絡んでいる。

それが証拠に、まだ自己認識ができていない、5歳以下くらいの子どもはあくびはうつらないし、自己を認識できる大人であっても、他者に共感する能力に乏しい人の場合、あくびはうつらないのだ。会議中、他人《ひと》につられてあくびする人は、会議に退屈して真剣味に欠けると誤解されがちだが、実は他人の心がよくわかる人物なのである。

つられてあくびする人物はどれくらいの割合でいるのだろう。この件については、あくびをしている人のビデオを見せるという方法で実験する。すると四五〜六〇%の人であくびがうつることがわかった（あくびがうつる件についてはアメリカ、メリーランド大学のロバート・R・プロヴァインが元祖である）。

では、この自己認識と他者に共感する能力とは、どれくらいの範囲の動物が持っているのだろうか。まずは人間に一番近いチンパンジーで実験がなされた。チンパンジーがあくびをするビデオをチンパンジーに見せるのだ。すると、三歳以下ではうつらない。自己の認識ができていないのだ。人間の五歳以下といい勝負だ。そして大人（自己の認識はできている）では三三%であくびがうつった。人間の四五〜六〇%と、これまたかなりいい勝負。さすがはチンパンジーである。

ニホンザルに近いブタオザルとなると、何とも微妙な結果となり、はたして自己認識ができているのか、他者に共感する能力があるのかさえわからなかった。

驚くべき結果が現れたのはイヌである。と言っても、イヌがあくびしているビデオを見たイヌがあくびをするかどうかではない。飼い主ではない人間が、イヌと目があったときに声を出してあくびをしてみせる。すると二十九頭のうち二十一頭がつられてあくびしたというのである。あくびの伝染率七二％。人間どうしのそれをも凌いでしまう。もっとも、ビデオではなく、目の前であくびするという強力な刺激のゆえかもしれないが、それにしても驚きの値だ。

結局、イヌと人間とは数万年にわたる共存の歴史があり、そのために互いの心、特にイヌが人間の心を読む能力が、他のどんな動物よりも高まってきたのだろう。

さて、そのイヌと人間の共存の歴史だが、二〇二二年の初めに面白い研究が現れた。イヌの祖先はオオカミである。ではどうやってオオカミをイヌとして家畜化したのか。人間の残飯をオオカミが食べるようになったというのが定説だが、オオカミを家畜化させるほど残飯が出るのかが疑問だった。

そこでフィンランドのマリア・ラヒティネン氏はこう考えた。

オオカミが家畜化されたのは、一万四千年前から二万九千年前までの間であり、これは最後の氷河期にあたる。地域はユーラシア大陸の北部であったと考えられている。この時期、獲物となる動物も飢えており、痩せて脂肪分が少なかった。赤身が多かったのだ。かといって、赤身を摂りすぎると、人間にはタンパク質による弊害が現れる。そこで脂肪分を求め、食べきれないほど大量の獲物を狩っていた。そうして残った肉をオオカミに与え、やがてはイヌとして家畜化したというのである。

確かにイヌのおやつやご飯のおねだりのまなざしは強烈で、ほとんどの場合、屈してしまう。それは彼らの祖先が人間のお余りを頂戴してきた歴史の名残りなのである。

人気猫「もち様」の毛色の遺伝子は？

これさえ知っていれば、猫ライフがもっと楽しくなる。ネコの毛色の遺伝のお話である。ネコ（ドメスティック・キャット）はリビアヤマネコを祖とする。だからリビアヤマネコの毛色であるキジトラが元々の毛色なのである。

キジトラの毛色はアグチパターンと呼ばれ、たいていの野生の哺乳類に共通する毛色だ。

そのアグチパターンの毛色は優性のＡ遺伝子によって生じてくる。よってキジトラはＡＡ、またはＡａという状態であることが必須となる。ａは劣性遺伝子だが、劣っているという意味ではなく、二つそろい、ａａとなると初めて効果が現れるという意味である。

さて、実はＡよりも効果が強く、その遺伝子を一つでも持っていれば必ず全身が真っ白となる、Ｗなる強力な遺伝子がある。全身が真っ白の白猫はＷＷ、またはＷｗである。そのようなわけで、白猫からは白猫が生まれる確率が非常に高い。ＷＷならすべての子が白猫であるし、Ｗｗでも１／２の確率だ。つまり、キジトラとは、ｗｗでＡＡ、またはＡａという状態なのである。

ではｗｗでａａはどうなのかというと、これが全身真っ黒の黒猫になるのだ。Ａ遺伝子がａに変化しただけで黒猫になるということは、野生型であるキジトラから真っ先に現れたのは黒猫であろうと予想される。

次に茶トラの遺伝子、Ｏが問題となる。この遺伝子は性染色体のＸ上にあるという点が、常染色体（性に関係しない染色体）にあるこれまでの遺伝子とは違う。

哺乳類の性染色体はオスでＸＹ、メスでＸＸという状態である。オスではＸ上にＯが存在するだけで茶トラになる。メスではＯＯと両方揃わないと茶トラにならない。そこで茶トラはオスであることが非常に多い。

これはチャールズ・ダーウィンが指摘していることだが、私の経験からも同じことが言える。もちろん全身を真っ白にするＷがなく、ｗｗの場合である。しかもＯはＡよりも強い効果を持っているので、ＡＡでもＡａでも、ａａでも関係がない。

次に二毛猫である。二毛猫にはキジ二毛（キジトラ部分と茶トラ部分がある）と黒二毛（黒い部分と茶トラ部分）とがあるが、キジ二毛は、まずはｗｗでＯｏという状態。これが茶トラ部分をつくる。そしてＡについては、ＡＡ、またはＡａなので、茶色以外の部分がキジトラ状態となる。黒二毛は、ａａである以外はキジ二毛と同様だ。

ではキジ三毛と黒三毛はというと、キジ二毛と黒二毛の遺伝子に加え、白斑（スポット）の遺伝子、Ｓを少なくとも一つ持っている場合である。ＳＳなら背中くらいまで白い部分がある（それでも全身真っ白ではない。全身真っ白になるにはＷが一つでもある場合）。Ｓｓではお腹くらいまでが白い。そして、もしｓｓであり、Ｓがなければ白い部分ができないので三毛とはならず、キジ二毛か黒二毛となるのだ。

キジ二毛も黒二毛も、キジ三毛も黒三毛もほとんどの場合はメスである。それは茶トラ部分を作り出す性染色体上の遺伝子が、Ｏｏの状態になっていて、それは普通、オスではありえないからだ（オスでは普通、Ｏｙしかありえず、その場合には全身が茶トラとなる）。稀に存在するオスの三毛猫は、一つの理由として性染色体がＸＸＹとなっている場合だ。Ｘが２つあるのでメスの三毛のような模様になるが、Ｙを持っているのでオスなのである。

そして三毛猫の茶色の部分がパッチ状になるのは、受精卵が細胞分裂を繰り返しながらその動物の形になる、ごく初期の段階で、Ｏｏのうちのどちらかの作用が抑えられるからだ。つまりＯが発現して茶トラとなる細胞とそうでない細胞とに分かれ、そのまま成長するとパッチ状となるのである。

ネコの毛色の遺伝子としては他に、全体的に色を薄くする遺伝子（Ｄ遺伝子が劣性の遺伝子二つでｄｄとなった場合）、全身をシルバーにする優性の遺伝子、Ｉがある。後者の有名な例としては、ＹｏｕＴｕｂｅで百七八万人もの登録者数を誇る人気猫「もちまる」、通称「もち様」だろう（二〇二二年五月末日時点の登録者数）。

スコティッシュフォールドの立ち耳型で全身が野生型の模様でシルバー、白い部分も入り、左前足が白であるのに対し、右前足は模様入り。もち様（オス）の毛色の遺伝子は、「ww・o・AA（またはAa）・II（またはIi）・Ss」ではないだろうか。

参考文献：野沢謙著『ネコの毛並み　毛色多型と分布』（裳華房）

どんな動物も本能的に遺伝子の秘密を知っている

「遺伝子や染色体についての知識のない時代に、皇統を男系男子でつなぐ、つまり皇室のY染色体でつなげるなんてわかるわけがない。単に男系男子でつないだだけだ」などと言う人がいて、私は何度も何度も疑問を投げかけられている。

そこで今回は、遺伝子や染色体についての知識がなくても、父から息子へは何かが（その何かこそY染色体なのだが）純粋に受け継がれることを見破るのは十分可能なのだというお話をしよう。

直接の説明となる研究はない。しかし以下のような〝遺伝子の見破り〟の証拠なら、いくらでもある（ちなみに遺伝子と染色体の関係だが、遺伝子は染色体上に存在している。だからY染色体はあるが、Y遺伝子というものはないのでご注意。また、性染色体は男でXY、女でXXである）。

〈その1〉

同じ孫でも、父方の祖母と母方の祖母とでは、男の子か女の子かによって可愛がり方に違いがある。母方の祖母にとっては孫息子も孫娘も、自分のXの二五％を受け継いでいるから同じように可愛がる。しかし、父方祖母にとって、孫息子は自分のXをまったく受け継いでいないのに対し、孫娘は五〇％も受け継いでいる。そこで孫息子よりも孫娘を非常に可愛がるのである。

この、可愛がり方をどうやって調べたかと言うと、世界の七つの地域の昔の記録（そのうちの一つは江戸時代から明治にかけて、長野県のあるお寺に残された二百年間の記録）か、現代になっても人々がほとんど移動していない未開の地域の記録をもとに、母方祖母と父方祖母が近くに存在することによって、孫の生存率がどう変化するかを調べたのだ。

よく可愛がっていれば生存率は上がるだろう。

イギリス、ケンブリッジ大学のM・フォックス氏らが調査したのだが、そもそもこのように非常に大規模で膨大な時間と手間が必要な研究をするということ自体、調べれば必ず結果が出る、勝算ありと確信していたからこそであろう。

そうするとまず、母方の祖母がそばにいると、孫息子も孫娘も同様に生存率がアップした。当然だろう。同じようにX染色体を受け継いでいるので、同じように可愛がるはずだからだ。

では、父方の祖母がそばにいるとどうなるか。――皆さん、たぶんこう考えるでしょう。孫娘の生存率は大幅にアップする一方、孫息子の生存率はあまり上がらないのではないか。何しろ孫娘は自身のXの五〇％を受け継いでいるのに、孫息子はXについてはまったく受け継いでいないのだから。

実は私もそう考えた。研究者たちもそうだったろう。結果は、確かに孫娘の生存率は大幅にアップしたが、孫息子の生存率は、上がらないというより、むしろ下がってしまったのである。

ええっ、おばあちゃんがそばにいると生存率が下がるってどういうこと？　――まさか、まさか……。

その「まさか」かも知れない。私が『WiLL増刊号』の動画でこのことを説明したら、ある女性がこうコメントしていた。

「主人のお母さんが運転する車に息子を乗せたくないと思ったことがある」

父方の祖母は危険な存在と直感的に思ったのだ。また、別の動画で同じ話をしたら、こんなコメントが寄せられた。

「長時間出かける用があって、息子（赤ちゃん）を主人のお母さんに預けた。ところが、帰ってきたら、おむつがびしょびしょだった。ちゃんと替えのおむつもミルクも用意しておいたのに」

父方の祖母は孫息子の世話にあまり関心がないのだ。

動画にコメントしてくれた人たちはそのことを直感的に知っている。遺伝子も染色体も知らない昔の人々も同じだろう。我々はこのように遺伝子に関する事柄について直感で見破ることができるのだ。

〈その2〉

これは私が思春期から抱いていた、ある悩みに関係する。

私は男性の指にこだわる。顔がいまいちであったとしても、指がきれいだと、顔が帳消しになるほど指が好きであり、ふとした指の動きにハッとして、セクシーさを感ずることもある。顔やスタイル、声のよさとかに惹かれるのはおかしくない。でも、指にこんなにも関心があるという自分は変態ではなかろうか？　そう悩み続けたが、大学に入っていわゆるガールズトークをしていてわかったのは、指に惹かれる女がとても多いということだった。

これで一安心した。けれどもなぜ指なのだろう。

謎が解けたのは一九九〇年代の半ば、Ｊ・Ｔ・マニング氏の指比《ゆびひ》の研究論文を読んだからだ。これまで何度となく述べたように、指比とは薬指の長さに対する人差し指の長さの比で、これが小さい、つまり薬指が相対的に長いほど、胎児期に、男性ホルモンの代表格であるテストステロンのレヴェルが高かった証拠となる。そしてその指比の論文のなかにＨｏｘ遺伝子なるものが登場した。

Ｈｏｘ遺伝子とは、我々が（人間に限らず、哺乳類全般の話でもあるのだが）一つの受精卵から細胞分裂を繰り返しながら、人間らしい体に形づくられていく過程で、工事の現場監督のような役割をなしている。Ｈｏｘ遺伝子には何種類かあり、1から13までの番号が振られているが、肝心なのは以下のことである。

番号の小さいＨｏｘ遺伝子群は、胴体では頭に近い部分を担当し、腕と脚では、つけ根の部分を担当している。番号の大きいＨｏｘ遺伝子群は、胴体では末端部である、生殖器や泌尿器を担当し、腕と脚では末端部である指を担当している。工事の現場監督たちが共通していれば、出来上がり具合も同じようになるだろう。ということは、男の指をチェックすると、その男の生殖器の出来具合をチェックすることになる。だから男の指に惹かれ、ときにはセクシーと感じてしまうのだ！

このような心理が、Ｈｏｘ遺伝子の存在を知る以前から私にはあったし、ほとんどの女はＨｏｘ遺伝子の存在を知らないまま、男の指に惹かれているのだ。


以上のように、動物は本能的に遺伝子を見破ることができ、遺伝子の知識なしに〝遺伝子の見破り〟を行っている。いや、見破る能力がないと、動物として成り立たない。それくらい重要な能力だ。知能の高さは関係ない。見破りの能力は遺伝子にかかる淘汰によって進化してくるものなのである。

他にもいろいろ〝遺伝子の見破り〟の証拠はあるが、これくらいにしておこう。人間の父から息子へ純粋に受け継がれる何か（Y染色体）があることなど、容易に見破ることができたはずだ。

日本人はY染色体の存在とその本質を見破り、皇室のY染色体を今日まで必死でつないできたと私は考える。世界で一番長い、万世一系の歴史。せっかく科学が証明したというのに、それを捨て去るなどという愚かな選択をしてはならない。

チンパンジーも不協和音は苦手だった

人間の乳児は協和音を好み、不協和音を嫌うことがわかっている。両親ともに聾唖者《ろうあしや》の新生児も、本人の聴覚に異常がなく、生後二日以降であれば同じである。このように協和音を好むのは遺伝的なものであり、音楽を聴いて育ったから好むようになるというものではない。

この点についてチンパンジーではどうなのだろうかと調べた人々がいる。九州大学の橋彌和秀《はしやかずひで》准教授らは、音楽を聴いたことがなく、人間に育てられたチンパンジーの乳児、サクラにいろいろな曲を聴かせてみた。生後五カ月の頃である。

既存のクラシック音楽三種A、B、Cを、ピアノ演奏とマリンバの演奏、そして特定の音を半音下げ、やはりピアノとマリンバで演奏したものを聴かせる。前者の譜面通りの演奏が協和音による曲。後者の半音下げたものが不協和音の曲にあたる。

サクラはベッドに仰向けになり、手首には毛糸のヒモが巻き付けてある。そしてスピーカーから曲が七秒間流れた後、十四秒以内にヒモを引っ張ったら、同じ曲が流れる。もし十四秒以上たってからヒモを引っ張ったら、別のタイプの曲が流れる。

つまり、協和音の曲のあとで十四秒以上たってからヒモを引っ張ったら、不協和音の曲が流れるが、不協和音の曲のあと十四秒以上たってからヒモを引っ張ったら、協和音の曲が流れるというわけだ。

この実験は一度に行ったのではなく、数週間にわたって行われた。一回の実験時間は十五〜二十分だ。曲A、B、Cをそれぞれピアノとマリンバで演奏すると六つの組み合わせができるが、それぞれについて協和音ヴァージョンと不協和音ヴァージョンで聴かせる。その過程に数週間をかけるのだ。

すると、どの曲についても、ピアノ演奏であろうが、マリンバ演奏であろうが、協和音の曲を好み、より長く再生させて聴いており、不協和音の曲は好まず、より短く再生させて聴いていた。全体を平均すると、協和音の曲二十四・五八秒に対し、不協和音の曲は十五・八九秒だった。もちろん、ここには有意な差がある。サクラは協和音の曲を聴くと、もっと聴きたくなってすぐにヒモを引っ張るが、不協和音の演奏には乗り気ではなく、すぐにはヒモを引っ張らないということなのだろう。

ちなみに南米にすむワタボウシタマリンという小型の霊長類で同様の研究をした人々がいるが、彼らの研究では協和音の曲と不協和音の曲で違いは現れなかった。では、協和音を好む性質は共通の祖先をもつ人間とチンパンジーのみで現れたのかと言うと、この件についてはまだ判断がつかない。ワタボウシタマリンの研究は大人のタマリンで行っていて、しかも彼らは人間やチンパンジーよりも高い音声を使っているからだ。

ともあれ、人間にもチンパンジーにも、協和音を好む遺伝的な性質がある。協和音を聴いて育つ前からそのような性質があるので、遺伝的と言える。ではなぜそのような好みが進化したのかについてはまだわかっていない。

私が考えるには、音楽とは戦いの際の個々のメンバーの志気や絆を高めることから始まったのではないだろうか。その際、耳障りな不協和音よりも、耳に心地よい協和音のほうが志気を高め、絆が形成されやすいのかもしれない。その萌芽がチンパンジーの段階で既に存在するということができるのではなかろうか。

「外来・よそ者・天敵」も時には必要になる

北米の五大湖の一つで、一番西に位置するスペリオル湖。その湖内に存在するロイヤル島は生態学の分野で大変名が知られている。

湖の北西部分に位置するこの島は長細く、長径七十二キロメートル、短径十四キロメートル。スペリオル湖最大の島だ。カナダ側の陸地までは二十四キロメートルで、一見するとカナダ領なのだが、国境線はこの島とカナダ側の陸地との間に引かれ、アメリカ・ミシガン州の島なのである。ロイヤル島とその周辺の島々は、アイルロイヤル国立公園に指定されている。

ロイヤル島が名高いのは、そこの生態が閉鎖されたものだからだ。スペリオル湖は数年に一回凍結し、一九一〇年代の冬に凍結したときには、数頭のヘラジカがカナダ側から湖面を渡って島にやってきた。それまで島にはヘラジカがおらず、彼らの天敵（捕食者）もいないので大繁殖。ヘラジカだらけの島となったロイヤル島では、彼らの食べるモミなどの植物が尽きてしまった。

そうして一九四〇年代初頭に再び湖面が凍結したときには、数頭のオオカミがやはりカナダ側から渡ってきた（ロイヤル島が国立公園として指定されたのは一九四〇年のことである）。結局、このオオカミたちが救世主となった。ヘラジカの弱った個体、年老いた個体などがオオカミの餌食となり、以後、ヘラジカは安定した個体数を保ち、食べ物に困ることはなくなったのである。だいたい二十五頭のオオカミに対し、ヘラジカ千頭くらいがちょうどよい配分のようだ。

これが、閉鎖環境における生態学の例として語られる、大変有名なエピソードである。天敵がいてこそ個体数は安定して保たれるという次第だ。

ところが、だ。近年になって、オオカミの側に問題が発生した。

カナダから渡ってきたオオカミに、新しいメンバーが加わることがないため、彼らが同系交配（近親交配）を繰り返さざるをえなくなった。そして、二つ揃うとよくない効果をもたらす劣性の遺伝子が二つ揃うことが多くなった。さらに病原体に対しても、遺伝的ヴァリエーションが少ないために弱くなった。そうして絶滅の危機を迎えようとしているというのだ。

これは二〇一四年頃の話で、その十年ほど前には三十頭くらいだったオオカミが、十頭までに減少したのである。この問題に対し、アメリカの国立公園局は島の外から新しいオオカミの個体を導入することを検討しているという。

ロイヤル島のヘラジカとオオカミの話は、捕食者がいてこそ個体数は安定し、食べる物にも困らないという教訓となる。そして捕食者の側にしても、同じようなメンバーで繁殖を繰り返していると、遺伝的に脆弱となるので、よそ者の血も取り入れるべきであるという、これまた重要な教訓を示してくれているのである。

大豆イソフラボンを過剰摂取させようとする牧草たちの悪巧み

個人的な話で恐縮だが、二〇二一年の秋から毎日、納豆を一パックずつ食べるようになった。それまでは豆腐を半丁だったのだが、やたらお腹が膨れるので納豆に切り替えたのだ。すると、豆腐を納豆という発酵食品に変えたからなのだろうか、二〇二一年の冬は一度も指先が割れないという経験を、おそらく三十年ぶりくらいにした。

同時にお通じのほうも比較的ましになったような気がする。私は抗うつ剤をのんでおり、抗うつ剤をのんでいる限り、便秘は避けて通ることはできないのだが、かなり改善されたのである。指先が割れないのとお通じが緩和されたのが、納豆の効果なのか、必ず入れる刻み葱《ねぎ》の効果なのか、はたまたそれらの相乗効果なのか、わからない。

そこでもし納豆を一日二パックに増やしてみたらどうだろうという考えに及んだとき、それでは大豆に含まれるイソフラボンの摂りすぎになるのではないかと直感した。調べてみると、厚生労働省が定めた大豆イソフラボンの一日あたりの摂取許容量の上限は七十〜七十五ミリグラム。納豆は百グラムあたり七十三・五ミリグラムの大豆イソフラボンを含み、納豆一パックはだいたい四十〜五十グラム。ということは、一日に納豆一パックは理想的であり、二パックとなると許容量の上限近くになってしまう。

大豆イソフラボンはまた、大豆製品のすべてに含まれるわけだから、納豆以外にも、大豆の煮物、枝豆、豆腐、おから、みそ、しょうゆなども考えなくてはいけない。私の納豆一日二パックは多すぎるのではないか、という直感は極めて正しかったというわけだ。

大豆イソフラボンは女性ホルモンのエストロゲンに構造が似ており、そのためエストロゲンの分泌が減少してきた女性の更年期障害を緩和し、骨粗鬆症《こつそしょうしょう》の予防にもなる。それなのに、摂りすぎはなぜよくないのか？

実は、大豆イソフラボンのような植物エストロゲンは、更年期障害の緩和や骨粗鬆症の予防を目的としてつくられているからではないからだ。植物がエストロゲンをつくる目的は、自分たちを食べる家畜を不妊にし、個体数を増やさないためである。つまりウシやヒツジのような家畜のメスに対し、エストロゲンを過剰に摂らせることで不妊にしようとしているというのが真相だ。実際、排卵率や受胎率が低下することがわかっている。

植物エストロゲンはマメ科の植物に多いが、なかでも最も強力なのはアルファルファがつくるクメストロール。そして赤クローバーはイソフラボンをつくるが、ヒツジにはクローバー病なる、イソフラボンの過剰摂取による不妊や死産という弊害がある。

人間では、イタリアで一日に百五十ミリグラム（厚生労働省の上限とする七十～七十五ミリグラムの倍！）の大豆イソフラボンの錠剤を五年間、閉経後の女性たちに摂取させたという研究がある。エストロゲンの分泌の少なくなってきた女性に、エストロゲンと同様の作用のある大豆イソフラボンを大量にとらせたらどうなるかという目的のためだ。それによると、子宮内膜増加症の発症のリスクが、そうでないグループよりも有意に高くなったという。大豆イソフラボンを始めとする植物エストロゲンは、人間を対象につくられたものではなく、自分たちを食べる動物を対象につくられたと認識することが重要だ。

ちなみに納豆以外の大豆製品に含まれる大豆イソフラボンの量を以下に示しておこう。百グラムあたりに含まれる大豆イソフラボンの量（ミリグラム）である。

・大豆　百四十・四
・豆腐　二十・三
・おから　十・五
・豆乳　二十四・五

アーリントン墓地の近くに大量発生した「周期ゼミ」の謎

米国ワシントン郊外のバージニア州アーリントンで周期ゼミの一種、十七年ゼミが大量に羽化したことがニュースになっていた（二〇二一年五月）。

周期ゼミというのは、普通のセミのように毎年現れるのではない。一定の長い年数（今回の例なら十七年）を土の中で過ごしたあと羽化し、ほとんど一夜に集中して地上に現れる。そしてあたり一面、周期ゼミだらけ。木々は彼らが鈴なりの状態となってしまう。たとえば一本の木に数千匹、一つの森で数百万匹というオーダーだ。繁殖ののち彼らはまた一定の年数を土の中で過ごし、地上に現れる。

周期ゼミには十七年ゼミと十三年ゼミがあるのだが、実は周期ゼミには三種あり、それぞれに十七年型と十三年型があるというわけだ。十七年ゼミは北米の北東部を中心に、十三年ゼミは同じく中西部から南部にかけてすんでいる。一部で両者の分布が重なるが、ロッキー山脈から西側にはいない。

十七年ゼミも十三年ゼミもそれぞれ発生がシンクロする「ブルード」と呼ばれる集団がいくつかあり、今回は十七年ゼミのうちの一つのブルードが発生したというわけである（実をいうとアメリカでは毎年のように周期ゼミのうちのどれかのブルードが羽化しているのだが、今年は特に大量に発生したことと、都会の近くなので日本にもそのニュースがもたらされたのだろう）。

では、なぜ周期ゼミは十七年、十三年という長い年月の末に一斉に大量発生するのだろうか。そして十七と十三というのは、素数であるとともに大きな値である（素数とは一と自身の数以外の自然数―正の整数で割り切れない数）。そのようなことにはどんな意味があるのだろう。

まず長い年月の末、一斉に地上に現れるという件。それはずばり捕食者対策だ。毎年だらだらと現れるよりも、一度に大発生したほうが、鳥などの捕食者による被害を最小限に抑えられるからだ。これは日本の会社の株主総会が六月末のほぼ同じ日に開催されることと同じ理屈だ。もし五月雨《さみだれ》式にだらだらと開催していたら総会屋がいちいち現れて、被害が多発してしまう。しかし一斉に行えば被害は最小限に抑え込められるのだ。

次に、十七と十三という大きな素数が意味するものは何か。それは、大きい数字ではあっても、素数でなかったとしたら、と考えればわかってくる。たとえば十五年ゼミだったら、三年とか五年周期で発生する捕食者とタイミングがあい、食べられてしまう。十六年ゼミなら、二年周期、四年周期の捕食者に、十八年ゼミなら二年とか三年周期の捕食者にカモにされる。

しかし十七年ゼミも十三年ゼミも、素数であるため、いずれの周期の捕食者ともタイミングが合わない。捕食者にとっては時すでに遅し(あるいは早し)ということになるのだ。もし彼らを捕食するために自身の繁殖を十七年周期、十三年周期にするとしたら、それは何とも効率が悪く、ほとんど無意味となってしまうだろう(とはいえ、ある菌類は周期ゼミの成虫に寄生するために十七年または十三年待つように戦略を進化させているのだが)。

以上が動物行動学における、周期ゼミ(素数ゼミともいう)についてのごくスタンダードな説明だ。これに対し、静岡大学の吉村仁教授は別の観点からの説明をしている。

それは氷河期に、狭い範囲で繁殖するために集中して羽化するように進化したという説。しかも他の繁殖周期のセミとの交雑回避のため、大きな素数を繁殖周期とした。また、氷河期には土の温度が低いので長い年月をかけてゆっくり成長するようになったのだという。

吉村氏は数理生物学が専門なのでこのような説明に至ったのだろうと思う。ただ捕食者との命がけの闘いという、最も大きな淘汰の圧力を考えに入れないというのは、動物行動学を学んでいる者としてはどうにも合点がいかないのである。

「不妊女性」のおかげで「子沢山」になる理由とは

人間界には不妊の人がとても多い。

子ができにくい性質なのだから、当然繁殖には不利であり、それに関わる遺伝子はとっくの昔に淘汰されてもよいはずである。ところがびっくりするほどの確率で不妊の人が存在する。となると、不妊も繁殖戦略の一断面であると考えざるを得なくなる。まさか、そんなと思われるだろうが、そう考えざるをえないのだ。ちなみに、女がたとえば三十五歳くらいから子ができにくくなるのは誰にでもありうることだから、ここで言う不妊には含まない。

このような不妊のパラドックスについて、イギリスのロビン・ベイカー氏はこんな考察を巡らせている。

ある姉妹がいたとして、妹のほうが不妊であったとしよう。そして女一人の力で育て上げられる子の数を二人と仮定する。不妊の妹はなかなか子が生まれず暇なので、おそらく姉の子育てを手伝うことになるだろう。そうすると、姉は本来二人の子を育てあげるはずが、妹の加勢によって、あと二人は産んでも大丈夫ということになる。

これだけでも既に、妹が不妊ではなく、姉と妹が別々の家庭で繁殖を行った場合、つまり姉も妹もそれぞれ二人ずつ子を産み育てるのと、同じ結果となる。遺伝子の次世代への継承という意味で同等なのである。

もっとも、これだけでは不妊の個体が驚くほど存在する理由となるには不十分だ。不妊であることにはもっとずっと重要な意味があるからこそ、こんなにも不妊の人が多いのである。

そこで先の姉妹だが、妹が姉の繁殖に加勢すると、別々の家庭でそれぞれ繁殖するよりも有利な点がある。それは共同で家事、育児をすることで、作業効率がとても良くなるということだ。ご飯をつくることなんて四人前をつくるのも、八人前をつくるのも、手間という点についてはほとんど変わらない。姉、妹のどちらかがつくっている間に他方は休んでいるか、ほかのことをしていてもよい。これが別々の家庭でご飯をつくるとなると、どちらも同じように手間がかかるのである。

ともかくそのようなわけで、効率の良さによってできた余裕によって、姉はもう一人子を産んでも大丈夫かもしれない。姉が五人の子を産み、全員が育つ……。それは姉妹が別々の家庭で二人ずつ子を産み、育てるよりも、一族にとってずっと繁栄することを意味するのである。

そして、ここが一番肝心なのだが、不妊の妹が持っている、不妊に関わる遺伝子（それは一つとは限らず、複数あるだろう）が、姉を通して間接的に増えるということである。姉は不妊ではないが、妹とは二分の一の確率で遺伝子を共有しており、不妊に関する遺伝子もある程度持っているからである。

ともあれ、このように、不妊の個体がいることで一族がかえって栄え、したがって不妊に関する遺伝子もしっかりと受け継がれるということになる。これが人間界に常に一定の割合で不妊の人が存在する背景にある仕組みである。

先日ある女性にこの話をしたところ、「自分の妹も不妊で、子がないが、私は五人の子を産み育てた。しかもシングルマザーとして。妹が子育てを手伝ってくれたわけではないけど、一族としてそれでよかったんですね。楽になりました」との感想を述べてくださった。

そう、動物行動学は人を楽な気持ちにさせる学問。だから私は大好きなのだ。

動物行動の見方の最大のコツは、個体だけ見ていては本質がわからない。一族として何をしているかを見ることだ。あなたや周りの方がもし不妊で悩んでおられるとしたら、このような仕組みがあるのだということをぜひ教えてあげてほしい。

第4章

独創性はマジックか病気で生み出せる?

――錯覚を活かした能力開発戦略

親子で試したい独創性を発揮するための魔法

あなたやお子さんが何か独創性を求められたとき、こんなウソみたいな方法によって独創性を格段に高めることができる。そのような事実がある、ということをぜひ知ってほしい。

二〇一二年、米タフツ大学のM・L・スレピアン氏らが、こんな実験を行った。

まず、学生三十人（うち女子学生は十九人）を二つのグループに分け、

・一つのグループには滑らかなカーブからなる線をトレースさせる。
・もう一方には、直線だけからなる線をトレースさせる（前者におけるカーブを直線化したもので、カクカクと曲がっている）。
・どちらのグループにもこの作業を三回行わせ、滑らかな動きとカクカクしたぎこちない動きを体で覚えさせる。

さて、問題はここからで、二つのグループに、新聞紙の独創的な使い方のアイディアを一分間にいくつ思いつくか競争をさせる。

すると、滑らかな動きを覚えたグループのほうが、カクカクとしたぎこちない動きを覚えたグループよりも、アイディアの数において勝った。

前者は平均七・二個であるのに対し、後者は五・七個だった。どちらも一分間に出したアイディアの数であり、それだけでもすごいと思うが、前者の滑らかな動きのグループの発想の豊かさに驚かされる。

そして、その内容、つまりいかに独創的なものかであるが、最も独創性がなかったのは、「ただのくず紙」。独創的どころか、日常的に誰でも考えているものだった。逆に、最も独創的だったのは、「ブラックアウト・ポエム」というアイディアである。

これは新聞の活字のいくつかを残し、あとは黒塗りにする。そうすると、そこに詩が浮かびあがってくる、というものだ。とはいえ、ブラックアウト・ポエム自体はすでに確立されたアイディアで、その人物の発明ではない。ただ、新聞紙でこれをやることを思いついたというのが独創的だ。

ではなぜ、「滑らかな動き」と「カクカクしたぎこちない動き」とで、このような違いが現れるのだろうか。

スレピアン氏らの説明によると、滑らかな動きができるということは、周囲が安全であることを意味する。つまり独創性を発揮しても大丈夫であるという条件が整う。片や、カクカクとしたぎこちない動きは、そういう動きしかとれないほど周囲は危険であることを意味する。そのような場合には独創性は発揮すべきではない。独創性を発揮したら、危険から身を守ることができないのである。

日常生活では線をトレースする代わりに、腕を指揮者のように滑らかに動かすという方法もありだろう。独創性を発揮させる方法としてはほかに、

・机にかじりつくのではなく、部屋をぐるぐる歩きまわる（実際、グーグルのオフィスでは机にかじりつくな、というお触れが出ているという）。

これに似たことは私も経験済みで、机にかじりついているときには思いだせなかった

ことが、外に出て少し歩くとたちまちのうちに思いだすということがよくある。

・会議のときに挙手する手をどちらかに偏らせない（これはもしかしたら、スレピアン氏たちの研究と同じで、両方の手が使えるということが周囲が安全であると認識することにつながるからかもしれない）。
・アップルのロゴを見る（アップルは高い独創性を誇る会社）。
・蛍光灯よりも電球で部屋を照らす（電球が点灯するマークはひらめきの象徴）。

といった、これまた魔法のような方法で本当に独創性を発揮させることができることがわかっている。騙されたと思ってどうぞ試してみてください。

テストが「できた！」という子は小室圭さんタイプ

秋篠宮家のご長女、眞子さんと結婚した小室圭氏は、結婚前の二〇二一年七月に受験したニューヨーク州の司法試験は自己採点によれば合格するはずだと西村宮内庁長官に伝えていた。元警視総監でもある西村氏は、なぜかその言葉を額面通りに受け取り、お二人の結婚の手筈をすすめたが、結果は不合格だった。

警視総監にまでなる人とは、実際の犯罪などに関わることなく出世したということだろうか。実際の犯罪に関わっていれば、自己評価ほど当てにならないことくらいご存じのはずだと思うのだが。

ともあれ、このような自分が受けたテストについて、「できたよ」「簡単だった」などという子の場合、実は全然できていないことが多い。

一方で、「だめだ。できなかった」と落ち込む子の場合には、百点満点中、九十点台の点数をとっていることが多い。あそことあそこができていない、間違えたと明確に把握しているからこそ、「だめだ」と悔しがるのである。「できたよ」「簡単だった」という子は、そもそもどこができていて、どこが間違っているのかさえわからないことが多い。ただぼんやりとできたつもりになっているのである。

このような教訓を私は、長年にわたる家庭教師や塾講師の経験から得ている。前者の顕著な例は、私の恩師である日高敏隆先生（京大名誉教授）のお嬢さん、Rちゃんの中学受験の際に経験した。

　京都の有名校であるN女子大学付属小学校に通っていたRちゃんは、エスカレーター式にお嬢様学校のN女子大に進学することをよしとせず、関西でも一、二を争う名門私立D大学の付属中学校を受験することにしたのである。

　そもそも、なぜ私が先生のお嬢さんの家庭教師役を仰せつかったのかといえば、その数年前に先生宅を訪れた際にRちゃんといっしょに勉強したところ、「すごくよくわかる！」「面白い！」とほめてくれたのを聞いた奥様が「それならRの中学受験のときには家庭教師をしてもらおうかしら」とおっしゃったからなのだ。私は特に取り柄のある人間ではないが、勉強を教えることにだけはかなり自信があった。家庭教師として教えた子に弟や妹がいた場合には、必ず「下の子もお願いします」との声を頂戴していた。

　さて、Rちゃんが二日間にわたる受験の第一日目を終えたところで、奥様から電話がかかってきた。

「Rがだめだったと言うのよ！」

「いえ、それはだめではありません。もしRちゃんが、できたよ、簡単だったと言えば、私もこれは落ちたなと思うでしょう。でも、今の言葉を聞いて安心しました。Rちゃんを叱ったら、明日に響き、受かるものも受からなくなりますよ！」と言って電話を切り、洛北の先生宅に急行した。そうしてきちんと奥様に説明し、決してRちゃんを責めないようにお願いして帰ってきた。

結果は合格だった。

もう一つの例はRちゃんと同じN女子大付属の小学校に通っていたが、中学進学の際に成績不振のため、入学を断られた子の場合だ。

何とその子のお母さんは、N女子大付属中学校に進学できなかったというのに、それよりもはるかに偏差値の高い、D女子大学付属中学校を受験させようとした。どう考えても不合格は間違いないのに、我が子の進学を拒否した学校を見返してやりたいという気持ちに凝り固まったお母さんは、私に熱血指導を懇願した。私は夜遅くまで指導したあと、下宿には帰らず、泊りがけで翌日も指導したことが二度、三度とあった。このような、〝徹夜〟の猛勉強をすれば、受からないわけはないと、お母さんは信じて疑わない様子だった。だが、私には、勉強というものをなめているなという印象しかなかった。

結果は当然不合格。

そして地元の公立中学校に進学して初めてのテストを終えて、彼女はこう言った。

「先生、全部できたよ！　すっごく簡単だった」

私立の小学校から進学した彼女にとっては、テストは〝簡単に〟思えたようだ。だが、返ってきたテストは六十点。「全部できた」はどこへ行ったのかという結果である。

小室圭氏も、おそらく「できた」つもりになるタイプではないだろうか。どこができていて、どこができていないかがわからない。それでもぼんやりと、できたつもりになっている。

もとより西村宮内庁長官を騙すつもりなどさらさらなく、「できた」と思っているから「できた」と言ったまでだと思いたい。

その後、ニューヨーク州の司法試験に再び挑んだ小室圭氏だが、またしても不合格だった。今度は合格ラインに五点足りなかったとのことだが、もしそれが本当なら三回目の挑戦で見事合格となるのかもしれない。

パンダの育児放棄と人間社会の〝子殺し〟

今朝、(二〇二一年)六月二十三日未明に、上野動物園のジャイアントパンダのシンシンが双子を出産した。シンシンはシャンシャン(メス)を四年前に出産して以来の久々の出産であり、双子は初めてである。

パンダ(以後、ジャイアントパンダをこう呼ぶことにする)が双子を産む確率は四五%くらいである。だから双子ではなく、一頭しか生まれないことも多い。それが元々は双子のはずだったが、妊娠の途中で吸収されてしまったのか、それとも当初から一頭しか妊娠していなかったのかはわからない。

ともあれ、パンダが双子を産む場合、一頭目から数時間後に二頭目が生まれる。今回のシンシンも一頭目が午前一時頃、二頭目は午前二時半頃に生まれている。この二頭目が生まれた時点から、飼育員は細心の注意を払わなくてはならなくなる。そもそも野生のパンダは双子を産んだとしても、二頭を育てる気はないからだ。一頭目を産んだら、彼（彼女）を抱きあげて授乳するが、二頭目が生まれても無関心。放置された二頭目は体温を奪われて死んでしまうか、母親の下敷きになって命を落とすのだ。

つまりパンダにとって二頭目とは、一頭目に不測の事態が起き、うまく生まれなかったときのスペアというわけなのだ。

実際、和歌山県白浜のアドベンチャー・ワールドのパンダの記録によると、双子が生まれた場合には一頭目のほうが二頭目よりもはるかに体重が重い。

メスの良浜《ラウヒン》の出産記録を見てみよう。相手は、良浜の母、梅梅《メイメイ》のお相手でもあった永明《エイメイ》だ。

二〇〇八　梅浜《メイヒン》（メス）　　百九十四グラム
　　　　　永浜《エイヒン》（オス）　　百十六グラム

二〇一〇　海浜《カイヒン》（オス）　　百五十八グラム
　　　　　陽浜《ヨウヒン》（メス）　　百二十八グラム

二〇一二　優浜《ユウヒン》（メス）　百六十七グラム
　　　　メス・死産　四十七グラム
二〇一四　桃浜《トウヒン》（メス）　百八十六グラム
　　　　桜浜《オウヒン》（メス）　百八十一グラム
二〇一六　結浜《ユウヒン》（メス）　百九十七グラム
※結浜は白浜アドベンチャー・ワールド史上最大のパンダの赤ちゃんである
二〇一八　彩浜《サイヒン》（メス）　七十五グラム
二〇二〇　楓浜《フウヒン》（メス）　百五十七グラム

　パンダの子が離乳し、母の元から去るのは出産の翌々年の春なので、見事に二年おきの出産になっている。また、死産か、生まれてまもなく死亡するか、それとも飼育員の世話によって死を免れるかどうかの境目は七十グラムくらいのようだ。良浜の母の記録に、六十六グラムの子が生まれた翌日に死亡した例があり、良浜の記録では四十七グラムで死産、七十五グラムで育ったという例があるからだ。

では、本来は育たないはずの二頭目の子がなぜ育つのか。それは中国で開発された「ツイン・スワッピング法」なる、双子のすり替え術によって、母親にはあたかも一頭しか育てていないように錯覚させるからだ。

第一子を産んで数時間後に第二子が生まれる。そのとき飼育員がパンダ用のミルクの入ったお皿で視線を遮りながら、第二子を預かる。そうして体を冷やさないよう保育器の中で温め、お尻を刺激して排尿、排便を促す。数時間たったら、またパンダ用のミルクの入ったお皿で視線を遮り、第一子を第二子に交換する。

このようなことを繰り返しながら、母親には一頭しか子を育てていないかのように錯覚させるのだ。パンダ本来の生活にはこのようなことはあり得ないわけだから、それを見破る能力はパンダには備わっていないし、その必要もない。母親は、子がすり替えられる様子を目で追っているようだが、野生ではそのようなことはありえないので気にする必要はないというわけだ。

このようなすり替えは、生後二〜三カ月まで続けられる。

一つには、その時期になると、地面に置かれても自力で母親の乳房まで這い上がっていけるから。もう一つは、その頃になると、母親のお乳だけでは二頭を育てるには足りなくなるからだ。足りない分は飼育員が人工のミルクによって補う。

そのとき母親からすると、いきなり二頭の子どもが現れるわけで、二頭が同時にお腹のうえに乗っかるという初めての事態に、キョトンとしてしまう。それでもすぐに我に帰り、お尻をなめるなど二頭の世話を焼き始めるとのことだ。

さて、ここにもし、第一子だけでなく、第二子をも育てるという頑張り屋の遺伝的性質を持ったパンダのメスたちがいたとする。彼女たちが、第一子にしか関心を示さず、第二子は育児放棄するという怠惰な遺伝的性質を持ったメスたちと、自分の遺伝子のコピーを残す競争をしたらどうなるか。

残念ながら、後者の怠惰な連中に負けてしまう。生後二〜三カ月の頃になると二頭とも育てるためのお乳が足りなくなり、共倒れになるからだ。

このような、第二子は第一子に不測の事態が起きた時のスペアであるという現象はパンダだけではない。

イヌワシは第一の卵から数日をあけて第二の卵を産む。第一の卵が孵化してから数日後に第二の卵が孵化するが、先に生まれたほうが追いかけまわし、頭や首をつついて攻撃する。親は、第一子が第二子を亡き者にするのを見て見ぬふりをするだけだ。第二子は第一子がうまく孵化しないなどの不測の事態に備えたスペアであり、第一子が第二子をつつきまわして死に至らしめたことは、第一子がしっかり育っているという証だからだ。

実は、人間の双子も似たような境遇にある。

カナダの進化生物学者マーチン・デイリー氏とマーゴ・ウィルソン氏が、世界の六十の文化人類学で定められている未開の社会について調べたところ、様々な条件下で人間は生まれた子を殺している。

中でも双子は、二人とも育て上げることが難しいので、社会ごとにルールがあり、二番目に生まれた子を殺すとか、弱いほうの子を殺す、あるいは女の子を殺す、中には両方とも殺すという社会が二例ほどあった。

そしてデイリー氏らとは別の研究者は、母親や親族から子育てのサポートが得られやすいかどうかという観点で、七十のやはり文化人類学で定められている社会を調べた。すると、サポートの得られにくい三十七の社会では十六の社会で双子を殺す風習があったが、サポートの得られやすい三十三の社会ではその風習はわずか二つの社会にしか見られなかったのだ。

こうして人間社会でも、いかに効率よく自分の子を残すかという点において、時には殺すことも視野に入れ、行動しているのである。

「中絶」より「内密出産」がベターな選択ではないか

「こうのとりのゆりかご」で名高い、熊本市の慈恵病院が、二〇二一年十二月に国内初の「内密出産」があったと発表した。西日本にすむ十代の女性が、自分の情報を一人の相談員にだけ告げ、出産したというのだ。

事情があって自分だけでは子を育てられない女性が、出産した子を殺してしまうとか、遺棄してしまうということは稀ではない。それも子ができるだけ小さいうちであり、二〇一九年度の子どもの虐待死（心中を除く）のうち、〇歳が全体の四九・一％にあたる二十八人。うち十一人が出産当日に殺されている。

　このような悲劇を回避するため、熊本の慈恵病院では、二〇〇七年に誕生した「こうのとりのゆりかご」（出産後の救済）に加え、二〇一九年からは「内密出産」に取り組むことにしたのだという。

　このニュースを聞いて、「あれっ」と思った。このようなことははたして国内初であろうか？　産んでも育てられない赤ちゃんとその母を救済する措置。私が真っ先に思い浮かべるのは、宮城県石巻市の医師、菊田昇氏が一九七〇年代に行っていた、中絶せずに子を内密のうちに産んでもらい、生まれた赤ちゃんを、子を欲する夫婦に斡旋するという取り組みだ。

　実母の戸籍に記録を残さず、出生証明も偽造するという手荒な手段だが、法を犯したとしても女性や赤ちゃんを救い、子を欲する夫婦のために役立ちたいという信念のゆえだったと思う。

　菊田氏は参議院に呼ばれ、赤ちゃんの命を守るための法の制定を訴えた。議員たちも、法律上の問題はあるものの、主張は理解できる、と好意的だった。だが結局、菊田氏は産婦人科医会から医師法違反で告発されて、所属学会から除名され、優生保護法指定医の剝奪などの冷酷な仕打ちを受けることとなった。

それでも百人を超える嬰児の命を救ったことへの賞賛、養子を実子として迎えたいと考える養父母などからの圧倒的賛同の声に押され、一九八七年には特別養子縁組制度の法案が可決した。そもそもこのような法制度が日本になかったことのほうが問題なのである。

それとともにもう一つ気がついたことがある。

菊田医師以外にも、日本の助産婦さんや医師は気を利かせ、内密のうちに実質的な養子斡旋のようなことを伝統的に行っていたのだという話。遺棄されていた赤ちゃんを情け深い人が育てたという例などもある。

長野県の根津八紘医師は、病気によって子宮を失うなどして妊娠できなくなった女性が、自分の卵子とパートナーの精子を提供し、いわゆる借り腹によって自らの子を得られるようにする仕事をしている。根津医師も学会からの除名など、医師の世界の無理解と闘っておられる人だが、お腹を貸す女性も、借りる女性も両方ともしばらく入院させ、内密のうちに子を得られるよう工夫している。

菊田医師、助産婦さん、遺棄された子を育てる女性、根津医師……皆、法律とは関係なく、どうしたらこの世から不幸を少なくできるかをそれぞれの立場で追求したまでだ。このようにして見ると本来、法律がなかったとしても、人は信念のもとに動くことができるということがわかる。

初の内密出産が行われたというニュースに大きな違和感を抱いたのは、かつて当たり前のように存在した、望まぬ妊娠をしてしまった女性、産んでも育てられない女性たちに対する世間からの救済手段が、いまやすっかり忘れ去られていることと関係しているのだろう。

なぜ二歳児は親を手こずらせるのか

「二歳児ピクトグラム」なるものが話題となっている。

東京五輪二〇二〇大会の開会式で、様々な競技を簡単な図にしたピクトグラムを人間で再現、大きな反響を呼んだのにヒントを得て、二児の母である星田つまみさんが二歳児版ピクトグラムを作成し、ツイッターに投稿したのだ。

「いや！」『いやいや！』『だっこ〜』『じぶんで（する）！』『ねない！』『（お風呂に）はいらない！』『たべない！』『（親がこっそり食べているものを）それ、たべたい』

という八種類。ほとんどが親の意図に反抗し、親を手こずらせ、自分に関心を向けようとするものだ。

寄せられた反響には、「一時間で全部行われるからハードですよね」『『自分で！』が一番ツボです。可愛い』『うちの子どもたちや……』といったものがある。

なぜ二歳児は親をてこずらせようとするのか。実際、魔の二歳児という言葉もある。

結論から言うと、それは二歳児だからである。二歳という年齢が最重要ポイントなのだ。よく考えてみよう。人間は本来、赤ちゃんにどれくらいの期間、授乳していたのか。それは二年くらいである。つまり子どもが二歳になったころに授乳をやめる。授乳をやめるとどうなるか？

排卵が再開する。哺乳類のメスは、頻繁に授乳を続けている限り、排卵が起きず、次の子はできない。しかし子が乳離れをすると、排卵が再開し、次の子ができるのである。

人間の女は現在、二年も授乳し続けたりはしない。しかし、かつてそうであったことの名残として二歳児は次の子ができる時期だと感知するのである。

ちなみに、授乳中でも妊娠するという人がいるが、それは授乳と授乳の間隔があいて頻繁に授乳しない場合があるとか、時々人工のミルクで代用している場合である。いずれにせよ、女が本来なら子にせがまれるまま、頻繁に授乳していたのに、それからはずれた行動をとってしまった場合である。

ともあれ、二歳児はそろそろ次の子ができるなと感知する。そこで子ができないようにわざと母親を手こずらせ、結局のところ親の夜の営みを妨害しようとしていると考えられるのだ。次の子ができるとその子に母親の世話や投資の力点が移る。自分の成長や時には生存さえも危うくなるからだ。

こうして次の子を産みたい親と、そうはさせたくない子の間に葛藤が生まれるわけだが、それは母親から見て子はどの子も血縁度1／2である。しかし子にとって自分はいわば血縁度1の存在だが、次の子は自分にとって血縁度1／2という、不対称の関係があるからだ。母はどの子も等しく可愛がりたいが、子にとっては他の子よりも自分をひいきしてほしい。よって次の子ができることをできるだけ引き延ばしたいわけである。

二歳児も時が経てば、やがて親をあまり手こずらせなくなる。それは、次の子とて自分にとって血縁度1／2という近い存在。自分に投資するよりも次の子に投資してもらうほうが、自分にとって得になる時が来たからだ。

このような親と子の葛藤の期間は、次の子が同じ父親なのか、別の父親なのかで違ってくる。前者では今いる子と次の子とは血縁度1／2だが、後者では1／4と、同じ父親の場合よりも遠い関係になる。このようなことから、毎年父親を変えて子を産むような動物、たとえばシカなどでは、母と子の葛藤の期間は長引くであろうと考えられる。母にとっては父親が違えども、どの子も血縁度1／2。しかし、今いる子にとって次の子は血縁度1／4だ。そのような遠い存在に、そうやすやすと母の世話や投資を譲るわけにはいかないからである。

「アスペルガー症候群」のKYマスクがツイッターを狙う理由

最近、『イーロン・マスク　次の標的——「IoBビジネス」とは何か』（浜田和幸著、祥伝社新書）を読んだ。著者の浜田和幸氏と対談するためだ。

イーロン・マスクといえば、彼がＣＥＯを務めるテスラモーターズ社の電気自動車くらいしか知らなかった私だが、彼には三大目標があり、それはインターネット、クリーンエネルギー、宇宙開発であるという。電気自動車はクリーンエネルギーの一環というわけであるし、最近話題になったツイッター社買収騒動もその目標の一つだった。

世界で一、二を争う大富豪が何を目指しているのか。彼は人類の抱える課題をその技術によって果敢に解決する救世主なのか。はたまた実現不可能と思われる課題を自信満々に掲げるだけで、実は資金調達が主たる目的ではないのか、いやいや、もっと悪いことを企むきわめて危険な男なのか……、私にはさっぱりわからない。その代わり、彼の生い立ちについてやはりそうであったかと思ったことがある。

アスペルガー症候群だったということだ。

アスペルガー症候群とは、自閉症スペクトラム障害のうちの、知能や言語に遅れのない場合を言う。スペクトラムという表現からわかるように、症状は連続的なものである。そしてどんな人にも自閉症的な要素は存在する。それらをどの程度持っているかなどで診断が分かれるのである。

アスペルガー症候群の人の特徴は、社会的コミュニケーション、想像力、共感力、イメージする力に乏しいこと、興味の対象が限定され、その分野についてなら寝食を忘れるほど没頭すること、感覚刺激に敏感であることなどだ。また不眠傾向にあり、鬱《うつ》や脅迫神経症を発症しやすい、そして才能に関して早熟であることもある。

歴史上有名なのは、レオナルド・ダ・ヴィンチ、ITの二大巨人ビル・ゲイツとスティーヴ・ジョブズ、チャールズ・ダーウィン、三島由紀夫、本居宣長などである。いわゆる天才と呼ばれる人々だ。しかし、このようなタイプの天才は決してとびぬけてIQが高かったわけではないと私は考える。もちろんある程度のIQは必要だが、トップクラスの高さではなかっただろう。

もしトップクラスのIQの持ち主なら、勝算ありかどうかわからないことにわざわざ時間と労力をかけるなんてあほらしくてできないだろう。しかしアスペルガー型の天才は、勝算ありかどうかなんて関係ない。何かにとことん固執し、寝食を忘れて没頭する。結果、誰もたどり着いたことのない高みに達し、偉業を成し遂げることになるのではないだろうか。

アスペルガー症候群の特徴である、社会的コミュニケーションの障害やこだわりの強さから、周りには空気を読めないやつ、変人とみなされ、いじめられやすい。

私は、チャールズ・ダーウィンが寄宿学校時代に「のろまなやつ」としていじめられていたことを知っている。寄宿学校といっても自宅から歩いていける距離にあったので、学校が終わると彼は急いで自宅に戻り、夕食を済ませるとしぶしぶ寄宿学校に戻っていたのだ。

そして彼の学校時代の成績は決して良いものではなかった。ところが彼の著書を、たとえばサンゴ礁がいかにしてできてくるかという解説を読むと、こんなことがよく考えられるものだと、その科学的センスや思考法に感動する。彼が何十年もの歳月をかけた研究と思考の結果をまとめた『種の起源』（これは主に自然淘汰についての論である）や『人間の由来』（こちらは主に性淘汰についての論である。たいていはメスがオスを選ぶことによってどう進化が起きたかについて書かれている）によって人類がいまだかつてたどり着けなかった高みに達したことは誰しもみとめるだろう。

もしかして誤解しておられる方がいるかもしれないが、ダーウィンは大学教授でも何でもない。民間の研究家であり、論文も発表していない。学会には数回参加しているが、イギリスの軍艦ヴィーグル号に博物学者として乗り組み、五年にも及ぶ航海の後、病気（鬱と思われる）のため、ロンドンの郊外に隠遁していたのだ。経済的には彼の父親が医者であること、妻の実家（それは母の実家でもある）がイギリス最大の陶器メーカー、ウェッジウッド家であることから、まずは大きな資産を受け取っており、株の売買によって利益を得ていた。このように民間の研究家が成立することが少なくとも十九世紀まではありえたのだ。

話がずいぶん遠回りしたが、イーロン・マスクも学校でいじめられている。それも暴力的なものだ。背が低いことと変人だというのが理由だが、暴力には暴力をということなのだろう、彼は柔道と空手をならうことで回避している。イーロン・マスクという人は、自分が置かれている状況からいかに脱するかという点でも優れた人なのだろう。

実を言うと、私は診断を受けたわけではないが、様々な書物を読んで、私自身、軽いアスペルガー症候群ではないかと思っている。私とは別個に親友が見破っていたので、間違いないと思う。

そのようなわけで私も何らかの組織に属していると、必ずといっていいほどいじめられ、バカにされる。それでも何とか今生きていられるのは、日高敏隆先生という理解ある恩師に恵まれたことと、物書きという自分一人でできる職業にたどり着いたためである。しかもその物を書くというチャンスを与えてくれたのが日高先生なのだ。

アスペルガー症候群については人々の理解が進んできている一方で、ネットでは罵りの言葉として発せられる。「お前、アスペだろう」などと。確かに空気が読めず、いらいらさせる存在だろう。しかしこのような人々が示す、誰も到達したことのない世界をぜひ見てほしい。きっと感動するから。

「持つべきものは友」――いじめを回避する最上の方法とは

イーロン・マスクの本を読んだら、アップルの創業者スティーヴ・ジョブズの本が読みたくなって手にとってみた。二人の共通点はＩＴの巨人であり、大富豪、そしてアスペルガー症候群ということだ。

アスペルガー症候群の人がいじめにあいやすいことは前述したし、マスクはいじめられた経験を持っている。ではジョブズはどうであったのかと興味を抱いたのだが、確かにいじめられた経験があるが、一方で奇跡としかいいようのないほど人に恵まれているのだ。

よく知られているように、ジョブズは養子に出された子である。アメリカ人の女性大学院生（カトリック）とシリア人の大学院生（イスラム教）の間に子ができた。宗教上の問題から中絶はしにくいし、そもそもシリア人との結婚を女性の両親が許さない。

そこで生まれる前から養子の先を探していたが、第一候補の弁護士の一家は女の子を希望していたのでジョブズが生まれた時点で断られた。その次の候補だが、父親が高校中退という学歴だった。しかしジョブズを必ず大学に通わせるという条件つきで養子縁組は成立した。

この養父母が稀に見る善良な人であり、実の我が子であってもこれほど子をかわいがるだろうかというほどにジョブズに愛情を注いだ。特に父親は機械いじりの名手であり、ジョブズに機械についての知識や技術を熱心に伝授したのである。しかも住んでいたのが後にシリコンバレーと呼ばれることになるエリアだ。

頭脳明晰のジョブズは飛び級してある学校へ進学するが、ここでいじめにあってしまう。彼は別の学校へ行かせてくれと両親に頼み、二人は必死にお金をかき集め、もっと環境のよい地域に引っ越して事なきを得た。

やがてハイスクールに進学すると、ジョン・マッカラムという先生からエレクトロニクスの授業を受ける。ジョブズは大変優秀な生徒だったが、同じくマッカラム先生に指導を受けた卒業生で、エレクトロニクスのエンジニアとしての力量がジョブズよりはるかに上回る天才、その名もスティーヴ・ウォズニアックと知り合う。性格が穏やかで寛容であり、ジョブズとは対照的な人物だ。この二人のスティーヴが後にアップル社を設立する。

ジョブズが入社した会社もまた寛容で、シャワーを浴びず、悪臭を放つ彼を夜の勤務につかせて他の社員の不満から逃れさせた。半年以上もインド放浪の旅に出てしまったにもかかわらずクビにしなかった。それだけ魅力と能力のある人物だったからだろう。

さて、ジョブズについてこんなにも長々と書いてしまう私も、すっかりその魅力にとりつかれてしまったようだ。前述したように、私も軽いアスペルガー症候群の人間である。組織に属するとまず間違いなくいじめの対象となる。だからほとんど誰とも付き合わないようにしてきたが、それでも付き合いを避けられないこともある。

小学校の頃は私よりも強烈な変人の女の子がいたのでいじめを免れた。気の毒に思った私はその子と少し付き合ってあげた。彼女は、生まれて初めて友達ができたと飛び上がらんばかりに喜び、見たことのない笑顔を見せた。ところが次第に態度が横柄になっていき、「今日わたしの家へ遊びに来なさい」と命令するようになった。これ以上は無理だなと思った。案の定、翌日「昨日はなぜうちへ来なかったのか」と詰問してきたので、「あなたとは友達でいられない」と宣言して縁を切った。

中学ではガリ勉を装うことでいじめを回避した。もっとも、その母校・名古屋市立川名中学をネットで検索すると、卒業生や父兄のコメントとしていじめがない、廊下とんびがいないという書き込みがある。廊下とんびとは、授業中に廊下をうろうろしているような生徒のことだそうだ。総じてひどいいじめや陰湿ないじめは経験しなかったが、陰口くらいは叩かれていたと思う。ちなみに川名中学、通称・川中はタレントのフィフィさんの出身校でもあることが偶然にも判明し、意気投合。対談もした（月刊『WiLL』二〇二一年九月号）。

高校は愛知県立旭丘高校で、尾張地方の秀才が一堂に会する高校である。これもまたネットで検索すると、いじめがない、生徒がユニークな人物ばかりでお互いを認め合っているというようなことが書き込まれている。ここでもあからさまないじめには遭わなかったが、陰口は叩かれていたことが後でわかった。

そして京都大学理学部の入試に一度失敗し、河合塾予備校に通っていたとき、私は生涯の友二人と出会った。彼女たちも京大を目指していることがわかり、意気投合したのだ。翌年、全員が合格し、京都ではいっしょに神社仏閣を巡り、三大祭りも見学。互いの下宿や女子寮を訪れあった。

この二人だが、どこへ出しても恥ずかしくない人格者であり、私の数々の失敗や勘違いをあざ笑うことがなかった。京都へ来て初めてとんでもない勘違いをやらかしたときのことだ。三人で大原方面に行こうとして叡山電車の出町柳で待ち合わせをした。当時は携帯電話がなく、下宿などは呼び出し電話。駅では黒板式の掲示板で連絡をとるしか方法がなかった。

そこでなかなか来ない二人を待っている間、掲示板に書かれていた「先に行く」の文字を見て二人が先に行ってしまったと勘違いし（全然別の人物たちの伝言だった）、追いかけたのだ。結局、現地でも見つからなかったのでひとりで勝手に三千院などを見学していたら、二人を発見。普通ならここで全人格を否定され、二度と立ち上がれないような怒られ方をするものだが、「あんた、どうしとりゃあした？」で終わり。それどころか、別の機会に「知らないことを知らないって言えるところが偉い」とか良い点だけを指摘してくれるのだ。そのうちの一人はのちに私の著述家としての単独デビュー作を出してくれる出版社と編集者を紹介してくれた。

日高研では、私を面白がる人間といじめる人間に分かれた。日高敏隆先生は、私のアスペルガー的部分をバカにすることはなく、理解を示し（先生も多少その傾向があったのだと思う）、著作の世界に入るきっかけをつくってくださった。結局アスペルガーの人間にとって、理解を示し、自信を持たせてくれる人間が周囲にいるかどうかが何かを成し遂げるためには不可欠なのである。

世界的に自閉症の子が増えている理由は晩婚にあり？

二〇二一年十一月十二日公開予定の映画『梅切らぬバカ』の予告編を見た。自閉症の中年男性と、老いた母との物語だ。たった数分の予告編だけでも落涙してしまう。かつて山下清画伯を演じた塚地武雅さんが、またまた神がかった演技を見せ、もはや単なるお笑い芸人とは呼べない、正真正銘の俳優だ。

タイトルは「桜切るバカ、梅切らぬバカ」ということわざに由来する。樹木にはそれぞれ特性があり、それぞれの特性に沿った育て方をしないとうまく育たないことを意味する。つまり自閉症の子に対してその特性にあった育て方をすべきであるというメッセージが込められているのだ。

予告編の中に、梅の木を植えたのは父親だが、その父親は「死んだことになっている」という母親役の加賀まりこさんのセリフがある。父は、子が自閉症児と判明した時点で家族を見捨てたのであろう。

実は、世界的な傾向として自閉症の子が増えている。

たとえばシリコンバレーでは一般の家庭よりも平均で十倍もの確率で自閉症の子が生まれていると言われている。とはいえこれはちゃんとした調査によるものではない。そこで自閉症研究の第一人者とでも言うべき、英国ケンブリッジ大学のサイモン・バロン＝コーエン氏らは、オランダのシリコンバレーと呼ばれるアイントホーフェンで調査した。ここは元々フィリップス社の城下町だったのだが、ＩＢＭのようなＩＴ企業も多く、住民の三〇％もがＩＴ関連の仕事についているとのことだ。

アイントホーフェンの小学校と、オランダの他の都市、ユトレヒトとハールレムの小学校で自閉症児のいる確率を調べたところ、全部で六万人以上の子どもについての回答が得られた。すると、アイントホーフェンでの自閉症児の割合は、ユトレヒトの四倍、ハールレムの二・七倍だったのだ。

ＩＴという仕事と自閉症児が生まれやすいことはどう関係があるのだろう。一つ考えられるのは理系の能力と自閉症との関連だ。

胎児期に脳が男性ホルモンのテストステロンをよく浴びると、右脳が発達し、理系の能力が高まる（理系の能力は右脳とよく関係している）。ＩＴという仕事はもろに理系の能力が関係する。そしてテストステロンはそれと同時に自閉症や軽い自閉症とでもいうべきアスペルガー症候群も発症しやすくするのである。

とはいうものの、自閉症児の増え方は世界的なものなので、ＩＴ産業の躍進だけで説明されるものではない。ちなみにアメリカでは一万人あたりの発生の割合が、一九九六〜二〇〇七年にかけて七倍以上に、イギリスでも同様に一九七八年からの三十年で二十五倍にまで増えている。日本でも同様の傾向にあるし、どの国でも現場の教師たちがそれを実感しているのだ。

そこでこの現象は、もしかすると晩婚化という世界的傾向のゆえではないかと考えた人々がいる。

二〇一〇年、米ニューヨークのマウント・サイナイ大学のアブラハム・レイチェンバーグ氏はスウエーデンのカロリンスカ研究所のメンバーらと組み、この観点から研究した。被験者はスウエーデンで一九八三年から九二年までに生まれた百七万人以上の子どもで、二〇〇二年からその様子がフォローされている。このうち自閉症と診断されたのは八百八十三人。しかも八三年には一万人あたり六・五人だったのが、九二年には九・二人とやはり増えている。

問題は父母の年齢だが、母親の年齢は関係しなかった。男が、子の父になったときの年齢が五十歳以上だと、二十九歳以下で父になった場合に比べ、二・二倍も自閉症の子を持つ確率が高いのだ。なぜ父親の年齢なのかというと、精子は元になる細胞が分裂し、DNAがコピーしてつくられる。歳をとるに従い、元の細胞に突然変異が増え、〝原本〟に傷が蓄積する。その傷がコピーされて精子ができる。コピーミスも頻発するだろう。そのため遺伝子が自閉症に関する遺伝子へと変貌しやすくなるというわけだ。

女も晩婚により、ダウン症の子の発症率が高まる。そのような意味で、男女ともに子を望むなら晩婚はすすめられないのである。

自閉症やアスペルガー症候群の人はウソがつけない

レディースデイの割引を利用して、映画『梅切らぬバカ』を見てきた。驚いたことに京都では、京都駅の南側に新しくできたショッピング・モールの映画館でしか上映されていなかった。

私は映画館に行くことは滅多にない。最後に行ったのは一年十カ月前の『ボヘミアン・ラプソディ』であり、フレディ・マーキュリーを表題にした本（『フレディ・マーキュリーの恋　性と心のパラドックス』文春新書）を上梓する関係で「見なくちゃだめです」と編集者に言われて行ったのだ。その前はいつ行ったのか覚えがない。

そんな映画館嫌いの私がわざわざ出かけたのは、自閉症というテーマが他人事ではないからだ（前述したように、私自身は軽いアスペルガー症候群と思われる）。自閉症は自閉症スペクトラム障害とも言われ、スペクトラムという言葉からわかるように連続的なものである。

どんな人も自閉症的要素を持っている。そのうちの主な要素は、社会的コミュニケーションの障害（特に言語について）と、特定のものに興味が限定されることだ。その要素をどの程度持っているかで、自閉症（知能に問題のない高機能自閉症と知的障害のある自閉症があるが、どちらも言語の問題を抱え、興味のあるものが限定される）、アスペルガー症候群（知能も言語も問題がないが、興味のあるものが限定される）、通常の人、と一応分類される。どこからがアスペルガー症候群か、自閉症かという明確な境目があるわけではない。

私は子どもの頃から、言葉の取り違えが多くて人とうまくコミュニケーションできないとか、一日の始まりや帰宅してからを決まったルーティーンで過ごさないと落ち着かず、急に予定変更になるとパニックを起こしていた。皮膚の感覚が敏感でTシャツの内側のタグなどは外さないと気になるし、堅苦しい服装が死ぬほど嫌で、柔らかいセーター（ただし毛糸が直接皮膚に触れないデザインに限る）や伸縮性のあるパンツ（下着ではなく、ズボン）やジーンズでないと落ち着かない。音にも敏感で常に音に悩まされてきた。

そんなわけで子ども時代から、定期的に鬱になっていた（当時は鬱という言葉は知られておらず、親は「久美子がまたノイローゼになった」と言っていた）。

自分が軽いアスペルガー症候群ではないか、と気づくことができたのは二〇〇〇年頃に、アメリカのテンプル・グランディンという、高機能自閉症である女性学者（専門は、動物学と、家畜に嫌な思いをさせない施設の設計）の一連の本を読んだためである。『自閉症の才能開発――自閉症と天才をつなぐ環』（学習研究社）、『動物感覚――アニマルマインドを読み解く』（日本放送出版協会）などだ。

グランディン氏自身の持つ特徴も、ある程度私に当てはまるのだが、むしろ彼女の血縁者たちが抱えている悩みがまさに私の悩みそのものだったのである。それ以降、アスペルガー症候群についての本を何冊も読むことで自分とはそういう存在だったのか、このままでいいのだと思うようになり、心が救われていった。

実はこの頃、鬱のため、大変高名な精神科医の先生に診てもらっていたのだが、アスペルガー症候群の診断を受けたわけではない。今にして思えば診断してもらっておけばよかったと思う。

私が軽いアスペルガー症候群であることは、私とは別個に親友が見破っていた。その彼女からあるとき、しばらくぶりに電話がかかってきた。彼女は東京で教科書出版の会社の編集者として働いており、話はなぜか会社の先輩女性の息子さんのことから始まった。

息子さんが生き辛さを抱え、会社に入ったものの人とうまくやっていけず、引きこもっていることなどをかなり詳しく説明したあとに、

「で、医者に診てもらったの。そしたら軽いアスペルガーではないかと言われたそうなの」

「ははあ、つまり軽いアスペルガーと思われる私に会って話が聞きたいってこと？」

「そうそう、そういうこと」

「私もねぇ、随分苦労したけど、とにかくアスペルガーなら何らかの才能が必ずあるはずだから、それが何かをまず見つけることだと思うよ」

「それ、そのまんま医者に言われたって」

「じゃあ、それ以上私に言えることはないなあ。でも観光を兼ねて京都に来てもらえば、いつでもお話できるよ」

というところまで行ったが、彼女の先輩の息子さんに会うことはなかった。

アスペルガーの子どもはその風変わりな習慣や動作、コミュニケーション能力の欠如

からいじめの対象になりやすい。私も組織にいると必ずいじめやからかいの対象になった。しかし前出の親友や日高先生のような寛大な心の持ち主によって救われた。一人になると失われていた自信が回復し、著述業という、自分でも天職と思える職業に出会えたことは何と幸運だったかと思う。

ネットなどでは「お前、アスペだろう」と、「アスペ」が罵りの言葉として使われることが残念だ。アスペの人間はウソがつけない、約束を守る、人を陥れたりはしないのだ。『梅切らぬバカ』の忠さんは、隣に引っ越して来た男の子の宝物であるサイン入りボールが、自分の家の庭に落ちていることに気づき、鍵のかかっていないドアから入り、そっと戻してあげる。それを隣の御主人は「無断侵入だ。鍵が開いているからといって人の家に入るな！」と激怒する。忠さんの母も、「ごめんなさい、ごめんなさい」と平謝り。

しかし男の子は忠さんがボールを返してくれたことをすぐさま理解し、忠さんと友達になるのである。

野村監督が連勝時にパンツを変えない合理性

二〇二〇年に亡くなった野球の野村克也監督は、チームが勝ち続けているうちはパンツを変えないというゲン担ぎをしていたことで有名だ。フィギュア・スケートの浅田真央選手も、パンツではないが、ストッキングを洗わず、同じものを使うと言っていた。アスリートやギャンブラーの世界では、勝ち続けているときには同じソックスやシャツを着続け、負けると清潔なものに変えるというジンクスがある。イギリスの漁師はよく魚が獲れている間には洗う行為を避ける。中国では旧正月のようなラッキーデイには、何かを洗うべきではないと言われている。また、運気を上げようとして幸運な人物に触れるとか、何かを洗うか洗わないという行為によってツキを維持したり、運を変えようとしたりする行為は世界中に存在する。

そこで米ミシガン大学のＮ・シュワルツ氏らは二〇一一年にこんな実験をした。

ノースアメリカン大学のビジネス学生（経営管理の学位を取得した学生）五十九人に対

し、まず二つのグループをつくる。一つは、お金に関するラッキーな思い出、たとえば宝くじに当たったとか、何かの賞をもらって賞金を得たなどの記憶を思い起こしてもらうグループ。

もう一つは、お金に関するアンラッキーな思い出、たとえば宝くじをいくら買ってもまったく当たらないなどの経験を想起してもらうグループだ。この二つのグループを、除菌シートで手を洗うか否かで、さらにそれぞれ二つに分ける。

こうしてラッキーな思い出+手を洗ったグループ。ラッキーな思い出+手を洗わなかったグループ。アンラッキーな思い出+手を洗ったグループ。アンラッキーな思い出+手を洗わなかったグループ、と四種類のグループができる。

次に、被験者たちはリスクを冒さないオプションAとリスクを冒すオプションBのどちらを選ぶかという、経営的課題を課せられる。

Aは、もし今の生産量に留まるなら、収益も年に二十ミリオンドル（約二千四百万円）で今のままというもの。

Bは、生産量が変わるなら、消費者の受け入れ方によって収益も変わる。マーケティングのリサーチによれば、消費者の七五%が受け入れたら、収益は二十四ミリオンドル

（約二千八百八十万円）にまで増えるが、消費者の二五％にしか受け入れられなかったら、収益は十二ミリオンドル（約千四百四十万円）で、リスクを冒さない場合よりも格段に収益が減ってしまう。

さて、どういう結果になったと思いますか？　幸運と不運の思い出、手を洗うか、洗わないかとリスクを負うか否か。

結果は、ラッキーな思い出を想起し、手を洗ったグループで、リスクを負うBを選んだのは三五％。手を洗ったために運が落ちてしまったと考えたのだろう。一方、ラッキーな思い出＋手を洗わなかったほうは七七％がリスクを負うBを選んだ。手を洗わなかったからまだ幸運が続いているはずだ、だからリスクを負っても大丈夫と判断したのだ。

次に、アンラッキーな思い出を思い起し、手を洗ったグループで、リスクを負うBを選んだのは七三％。手を洗うことで不運が払拭された。だからリスクに挑戦してみようというわけである。そしてアンラッキーな思い出＋手を洗わなかったグループではリスクを負うBを選んだのは三六％だった。まだ不運が続いているはずだから、リスクを負うのは嫌だというわけである。

このように何かを洗うかどうかによって運や不運が続くか否かと考える心理は、どんな人間にも存在すると思われる。その心理が、「白紙化効果」と呼ばれる単なるリセットのための心理なのか、そうすることで実際の利益につながるのか、それはわからない。しかしどんな人間にも存在するということは、何らかの利益につながるからこそではないか、と私は考える。

第5章
ポリコレに毒された日本の皇統・政界・論壇
――恐るべき日本亡国戦略

ＧＨＱと左翼が目指した皇室解体は最終段階に入った

二〇二一年十月十八日は朝からやるせない気持ちでいっぱいだった。言うまでもなく、小室圭氏が赤坂御用地内の赤坂東邸を訪れ、眞子内親王殿下と三年二カ月ぶりに再会したからだ。

私は今回の一連の結婚騒動を、日本の敗戦に端を発する皇室解体＝日本解体計画が功を奏し、とうとう蟻の一穴を開けてしまったものと感じている。しかも蟻の穴が開いた「堤防」は既にふにゃふにゃに弱体化している。下手をすると一気に皇室と日本が滅んでしまうと本気で恐れているのである。

戦後、日本はＧＨＱ（連合国軍最高司令部）の統治下におかれた。ＧＨＱの日本占領政策の一環として、「ウォー・ギルト・インフォメーション・プログラム」（ＷＧＩＰ、戦犯裁判広報計画）なるものがあり、それは日本国民に戦争についての罪悪感を植え付けるための宣伝・洗脳計画だった。ＧＨＱは共産主義者や左翼、リベラル勢を利用し、教育界などから愛国者を追放。子どもたちは「自虐史観」を植え付けられることとなった。

私が小学生の頃（昭和三十年代から四十年代にかけて）、先生が「日本は悪いことをした。日本人は反省しなければならない」とまるで呪文のように言い続けるので、おかしいとは思っても、どこがどうおかしいのか、わからなかった。私が生まれる前の昭和二十七（一九五二）年、すでに日本はサンフランシスコ講和条約によって主権を取り戻している。にもかかわらず、教育界を筆頭に日本の重要な部門は左翼勢力によって乗っ取られたまま現在に至っている。

ＧＨＱが皇室に対して、何をしたかと言えば、まず十一の宮家の廃絶である（昭和二十二＝一九四七年）。宮家は皇統の危機に瀕したとき、それを回避するために存在していた。実際、今上陛下は幕末に閑院宮家から天皇になられた光格天皇の直系の子孫である。そういう存在の宮家を廃絶すれば、いずれ皇統は朽ち果てると見込んだのだろう。そして現在、次世代の皇位継承者は秋篠宮家の悠仁親王殿下お一人である。

旧宮家はサンフランシスコ講和条約によって日本が主権を取り戻したときに皇籍復帰できたはずである。それなのに未だ復帰できていないのは、教育界を始めとする左翼勢力の妨害のためかもしれない。

ＧＨＱが皇室に対して行ったこととして大きいのは、まだ少年であった上皇陛下（当時は皇太子）に、クエーカー教徒であるエリザベス・ヴァイニング夫人を家庭教師として派遣し、偏ったものの考え方を刷り込んだことだろう。それらはキリスト教的価値観、西洋型民主主義、〝開かれた皇室〟の概念等々であろうと推察する。

カトリックの環境で育ち、聖心女学院というカトリックの学校で学んだ正田美智子さま（現上皇后陛下）との縁談がすすんだのも、それが大きかったのではないか。

当時の皇太子殿下のご婚約発表は一九五八年十一月二十七日。国民は熱狂し、「ミッチー・ブーム」なるものが巻き起こった。一方で、美智子さまが民間（平民）出身であることから、当時の皇后陛下良子《ながこ》さま、梨本伊都子《なしもといつこ》さまと妹の松平信子さま、伊都子さまの姪の秩父宮勢津子さまなどはこの結婚に大反対であったという（昭和天皇は賛成であったとも、反対であったとも言われている）。

梨本伊都子さまは、父・鍋島直大《なおひろ》侯爵が駐イタリア特命全権公使としてローマに滞在中に生まれているため、この名がつけられた。「最後の貴婦人」と呼ばれ、梨本宮守正王《なしもとのみやもりまさおう》と結婚する前年一八九九年から亡くなる前年の一九七六年まで、七十七年の長きにわたり、日記をつけており、この皇太子殿下ご婚約発表の日にはこうある。

「もうもう朝から御婚約発表でうめつくし、憤慨したり、なさけなく思ったり、色々。日本ももうだめだと考へた」

日本ももうだめ？　そんな大袈裟な、と長年考えてきたが、まさに民間出身の皇太子妃殿下が誕生したこのときから、皇室は名実ともに開かれたものとなったのだ。それと同時に神秘性や権威も徐々に失われてきたのではあるまいか。美智子妃殿下が女性誌に登場すると雑誌は飛ぶように売れ、庶民の熱狂を煽った。ファッションにも注目が集まる。浩宮徳仁親王《ひろのみやなるひと》がお生まれになると「ナルちゃん憲法」とマスコミが名付けた独自の育児法を取り入れるなど、従来のやり方が改革され続けた。

私は皇族とは、日本国民に成り代わって神にささげられた人身御供であると考えている。祈ること（祭祀）が最も重要な行為であり勤めである。だから尊い。お気の毒だが、自由はない。結婚相手を自由恋愛によって選ぶようなこともできない。だから敬愛の念を抱く。

眞子内親王殿下の結婚を、なぜ秋篠宮皇嗣殿下、同妃殿下が止められず、駆け落ち婚となったのか。それはお立場上できないのだと考える。

ジャーナリストの安積明子氏の『眞子内親王の危険な選択』（ビジネス社）によれば、上皇陛下が天皇であった時代の結婚のご裁可が、今上陛下の時代になってもし無効になっているのなら、今上陛下がご裁可を取り消すことも可能。もし無効になっていなくても、平成から令和に替わった時点で、新たに改めて、取り消すことはできるはずだとのことだ。いずれにしても取り消すことは可能なのに、取り消されてはいない。秋篠宮殿下は娘の結婚すら阻止できないだめな親だという批判があるが、それはお門違いだ。裁可が取り消されていない状態で、もし秋篠宮両殿下が独断で破談にしようものなら、それは上の者に反逆したことになる。よってこの件で秋篠宮両殿下を責めることはできないのである。

我々は今後どう振る舞うべきだろうか。それは眞子さまと小室氏を皇室から完全に切り離して考え、この結婚を認めてはいないという態度を示し続けることだろう。

さらには旧宮家の皇籍復帰によって、弱体化した「堤防」を強化することではないだろうか。安定した皇位継承のための有識者会議は、「女性宮家創設」と「旧宮家からの養子による皇籍復帰」という二つの柱で、議論された。

後者の実現に期待を抱きつつ、将来の天皇である悠仁親王殿下と秋篠宮家をお守りすることがいま最も重要なのだ。

どうした文藝春秋よ！　皇室を滅ぼしたいのか

二〇二一年十月二十二日発売の『週刊文春』の記事、「眞子さま・小室さん結婚で始まる　愛子さまが天皇になる日」を読んで腰を抜かすほど驚いた。最近、文春がおかしいことはわかっていたが、これでは朝日と同じではないか！

知っておられる方も多いかもしれないが、愛子天皇、つまり現代における〝女性天皇〟即位は、過去の女性天皇とはまったく事情が異なる。過去の女性天皇は未亡人か生涯独身を通すという条件がついていた。次の男系男子への中継ぎ役であり、皇統に何の影響も与えなかった。しかし現代の女性天皇（愛子天皇）には生涯独身を強いることは不可能だ。そもそも世論が許さないだろう。「お可哀そう」と。

そこで誰かと結婚されてお子さんをお産みになるだろう。このお子さんが、性別に関わりなく次の天皇に即位すると、「女系天皇」ということになる。この女系天皇はもはや皇室の方ではなく、女性天皇の旦那さまの家の方であり、別の王朝の始まりとなる。二千七百年近く続いた現皇室が滅び、日本は解体への道をまっしぐらに進むのだ。

愛子さまが天皇になっても、旧宮家の男系男子と結婚していただければ、皇統の男系継承の問題は解決されるのではないかという案もある。しかし、それはあまり現実的ではない。それよりも愛子天皇が実現した機会を逃すものかと、皇室を滅ぼそうとする勢力が旧宮家の男系男子との結婚の阻止に邁進するだろう。愛子天皇とはこれほどまでに危険なのである。

これまで愛子天皇を望んできたのは、朝日、毎日、ＮＨＫ、共産党、立憲民主党という反日勢力だったが、文春までもがそれに加わったとなれば、背後に何らかの勢力が存在するのではないかと勘繰りたくなってしまう。

文春の記事でまず気になるのは、秋篠宮家に対してはネガティヴな面を強調し、天皇ご一家についてはポジティヴな面を強調していることだ。記事の全体の論調からすれば当然そうならざるを得ないとはいえ、露骨すぎる。

たとえば秋篠宮家皇嗣殿下が長年にわたり言い続けられてきた〝気楽な次男坊〟という印象操作（少なくとも私にはそうとしか思えない）を行い、〝秋篠宮家関係者〟が「『自分は、天皇になるための教育は受けていない』ということをたびたび強調されてきました」

「次代の天皇である悠仁さまを育てることに自信がないようにお見受けします」と語ったという。また、眞子さまの結婚問題で情緒不安定になった悠仁さまが紀子さまを「お前」呼ばわりしたとか、職員と缶蹴りで遊んでいた悠仁さまが負けると普通ではないほどの大きな声を発したなどと、別の秋篠宮家関係者の話として報じている。

発言の真偽のほどもわからないし、そもそものようなことを秋篠宮家関係者が口外することこそおかしいではないか。記事中で秋篠宮皇嗣殿下を「秋篠宮」と呼び捨てにしている箇所さえある。

片や天皇ご一家は溌溂としていて、愛子さまの過去の長きにわたる不登校や激やせ騒動はすっかり解消し、いまはお友達に囲まれ、青春を謳歌されているとか、学業成績も優秀であると書いている。

きわめて悪意を持ったデータも紹介されている。人口統計学が専門の、中央大学・和田光平教授による、【A】一人の男子（悠仁さま）から男系男子が生まれる期待値と、【B】一人の女子（愛子さま）から性別を問わず子孫が生まれる期待値を比較するとこうなる――という次のような数字だ。

【A】
一世（子）　〇・六八人
二世（孫）　〇・四七人
三世（ひ孫）　〇・三二人

【B】
一世（子）　二・六九人
二世（孫）　三・六二人
三世（ひ孫）　四・八八人

【A】ではいかにも男系男子はだんだんと先細りであるかのように思えるし、【B】では将来が安定しているように思える。性別を問わないのだから子孫がどんどん増えるのは当たり前なのだが。

しかし、こうして【A】と【B】を並べて見せつけられると、愛子さまに天皇になっていただき、お子さんを産んでいただければ、皇位継承者はどんどん増えて皇統は安泰であるとの間違った印象を与える。

改めて言うが、皇位継承者は男系男子でなければ意味がない。我々の祖先が必死に守ってきた、男系男子による一貫した皇位の継承によって、我が国は世界に誇る万世一系の歴史を有しているのだ。

安倍元首相は、女性天皇は女系天皇につながり、女性宮家も女系天皇を認める入り口になるとして明確に反対し、旧宮家の皇籍復帰を提唱するという、極めてまっとうな意見の持ち主だが、文春の記事の中では悪者扱いである。

安倍政権が軌道に乗った二〇一四年に、「天皇陛下に近い人物が『女性天皇の議論を進めて欲しい。安倍首相に進言して欲しい』と水面下で伝えてきたことがありました」と当時の安倍官邸の関係者が明かしたというのだ。

二〇一四年といえば、悠仁親王殿下が既にお生まれになっているではないか！　皇位継承は男系男子でなくてはならないとする安倍首相の考えはまったく間違ってはいない。それなのに天皇陛下が女性天皇の議論を進めて欲しいと要請するとは、いったいどういうことなのだろう。しかもそれは「皇室の悲願」と記事の中では位置づけられており、安倍首相はそれでは意味がないと（当然である）、皇室の前に「立ち塞がった」のだという。「安倍憎し」の論調は朝日を始めとする反日勢力と何ら変わることがない。いったいどうしたのだ、文春！

そして、時を同じくしてエッセイストの酒井順子氏による文春オンラインの過去記事がグーグルニュースに掲載されていた。紀子皇嗣妃殿下と小室佳代さんの「上昇志向による結婚」を並べて論じたものだ。

紀子皇嗣妃殿下と小室佳代さん、そして酒井順子さんは一九六六年の丙午《ひのえうま》の生まれ。丙午の女は気性が激しいと言われるが、紀子妃と佳代さんを比較するというとんでもなく不敬な記事である。

佳代さんは横浜市役所勤務の由緒正しい男性と結婚しただけでなく、息子を音楽大学附属の小学校やカナディアン・スクールに通わせるなど、常に上昇志向であった。同じように、紀子さまも秋篠宮殿下と結婚するという上昇志向の女性だというのだ。

紀子さまはそもそも、学習院大学で多くの男子学生の憧れの的であり、秋篠宮殿下が射止めた素晴らしい女性だ。それもそのまま皇室に入られても不思議はないほどの品格を備えていると皆が口を揃えたほどの方だ。

この両者を比較することすら憚られるのに、それを記事にし、しかもこの時期にグーグルニュースが再掲載すると言うおかしさ。もはや国民一人一人が大きな声を上げなければ、隠れ反日勢力に我が国は乗っ取られてしまうだろう。

眞子さん衝撃発言の裏側に某国の影？

この問題はどうしても避ける訳には行かない。眞子内親王殿下が小室眞子さんに変わり、小室圭さんと開いた結婚の記者会見（二〇二一年十月二十六日）についてだ。

一番ショックを受けたのは、眞子さんが、「二人の婚約の報道が出てから小室さんは独断で行動していない」『小室さんの母の元婚約者への対応は自分がお願いする方向ですすめた」という発言だ。どうやらこれこそが、眞子さんが誤解を解きたい「国民の間違った解釈」の一つであったらしい。

確かに二〇二一年四月に発表された、いわゆる小室文書について、宮内庁の加地皇嗣職大夫は「『何の話し合いもせずにお金をお渡しするという選択をせず、元婚約者の方とお互いの認識についてきちんと話し合い、ご理解を得た上で解決する』という基本方針については眞子さまの意向が大きかった」と発言している。

私は当時、そんなことを本当に眞子さまがおっしゃったのだろうかと信じられなかったが、この会見で眞子さん本人の口からその言葉が発せられ、ショックのあまり倒れそうになった。本当だろうか、誰かに言わされているのではないかという疑念がぬぐえない。もしそれが眞子さんの意向であり、指示であったなら、これは大変な問題である。皇族が一般人の金銭トラブルに介入したことになるからだ。

眞子さんは「お願い」しただけで、「指示」はしていない、勝手に言い換えるなとツイッター上で私は批判されたが、皇族のお願いを断ることなど不可能。「お願い」は事実上「指示」を意味するのだ。

いずれにしろ、皇族が一般人の金銭トラブルに介入するなど前代未聞。皇室の歴史にとんでもない汚点を残したことは確かだ。

では、もう一つの可能性。小室さんが眞子さんにそう言わせ、自分と母親の不祥事の責任の一端を担わせたとしたら、これまた最低な話である。小室さんは眞子さんという元皇族を使って責任逃れをしようとしていることになるからだ。一般人であっても、男が妻にこのようなことを言わせるのは最低の行為である。

眞子さんがお願いする方向ですすめたとおっしゃった案件にはもう二つあり、小室さんに前倒しして留学することと、海外に拠点をつくってほしいということだ。これまたもし眞子さんが本当にお願い、いや事実上指示したとするのなら、日本を脱出することを目的としているとしか考えられず、嘆かわしいことだ。そしてもし、そう言わされているのなら、またしても妻をないがしろにする小室さんの本音が現れたことになる。

会見からはお二人のあまりに幼稚な様子が伝わってきた。たとえば冒頭で声をあわせて「どうぞよろしくお願い申し上げます」と挨拶したり、最後にもまた二人そろって「ありがとうございました」と締めくくったりした言動だ。そして、国民が眞子さんと皇室、そして日本国を憂いているからこそ申し上げている言葉を誹謗中傷ととらえられたことは、残念でならない。

「事実に基づかない情報に惑わされず、小室さんを信じ続けた人々に感謝する」は〝誹謗中傷〟しなかった人々に感謝するともとれる。複雑性ＰＴＳＤを理由に「それ以上答えることは差し控える」という姿勢、小室さんの母上にドクター・ストップがかかっているため元婚約者とは会えないなど、病気を口実にした逃れ方に不信感を抱かざるを得なかった。「私たちの生活を支えている人々に感謝する」という発言も理解に苦しむ。

この会見から私が直感したのは、もしかしたらお二人の背後にあるのは数人の支持者とか、何らかの団体ではなく、もっと大きな規模のものではないかということだ。宮内庁が渡米後のお二人の生活を心配したことに対し、大丈夫ですと断ったとも聞く。「私たちの生活を支えている人々」という言葉を聞いて、まず思ったのが、よほどの規模で支えられているのではないかということだった。

小室さんのアメリカの母と呼ばれているのは中国系アメリカ人である。かの国が世界中の組織に静かなる侵略を続けていることは周知の通りだ。日本の皇室への侵略がなされていないわけがない。そう考えると、不可解な部分がすべて解消する。そしてもしそれが本当なら、次に我々が戦わなくてはならないのは、某国家ということになる。

これは決して考えすぎというものではないと私は思う。たとえ考えすぎであったとしても、最悪の事態のために対策をとることを怠ってはならないのだ。

秋篠宮家に対し、これまでもひどかったバッシングが、さらにひどい形となって噴出している。秋篠宮家は全員皇籍離脱せよ、もう皇室なんていらない、という声が、これまで皇室に敬愛の念を抱いていた人からもあがっている。しかし皇室の存在や存続、皇位継承順というものは、皇族自身の行いから判断されるものではない。決まり事である。

この一件で秋篠宮家から皇位を奪うとなると、愛子天皇（女性天皇）の出現となる。そして現代の女性天皇に生涯独身を強いることは無理なので、結婚されてお子さんが生まれる。このお子さんが性別に関係なく、次の天皇になられると女系天皇。もはや皇室の方ではなく、愛子天皇の旦那さんの家の方。皇室は滅び、別の王朝が始まる。これにて二千六百八十二年にわたる日本の万世一系の歴史は終わり、日本国の存在自体も危うくなるのだ。

そしてもし愛子天皇の旦那さんが外国人であれば、日本はその国の支配下に置かれることになるのである。私がこの話をすると、竹内は妄想をもとに議論していると批判する人もいるが、歴史を学べば妄想などではないことがわかる。

一四九六年、スペインの王女ファナは、ハプスブルク家のフィリップ公と結婚し、男子をもうけた。ファナはやがて女王となったが、スペイン王家にしかるべき跡継ぎがおらず、ファナとフィリップとの間に生まれた男子が母から王位を受け継ぎ、カルロス一世として即位した。カルロス一世は、他ならぬハプスブルク家に属する存在。こうしてスペインは合法的にハプスブルク家のものとなったのである。これは歴史の常識的知識である。

カルロス一世の即位は我が国において、外国の男性と結婚した女性天皇の息子が次の天皇（女系天皇）になったこととまったく同じことだ。皇室は滅び、外国の王朝が始まることになるのである。

そうならないためには旧宮家の皇籍復帰によって皇室の存在を強化することしかないと私は考えているのだ。安定した皇位継承のための有識者会議では、女性宮家の創設と並行して、旧宮家からの養子による皇籍復帰案が議論されている。たぶんこの二つがセットとなって通るだろうと思うが（実際に通った。さらに第三の案として、旧宮家自体の皇籍復帰が提出されている）、女性宮家は何としても阻止しなければならない。

なぜなら、もし今回の結婚騒動がもう少し長引いていたなら、眞子さんが女性宮家の当主となり、小室さんが殿下となって、お二人の間に生まれたお子さんが天皇（女系天皇）となる可能性があったからだ。

悠仁天皇即位を阻止せんとするマスコミの陰謀

先述したように、昨今のマスコミやネットなどの秋篠宮家バッシングには尋常ならざるものがある。

眞子様の一件が落ち着いたかと思うと、今度は悠仁様の進学問題だ。

筑波大付属高校進学に際しては、〝裏口〟ではないかと指摘された。

しかし、実際にはお茶の水大付属高校と筑波大付属高校との提携校進学制度を利用した進学である。

悠仁様はお茶の水女子大付属中学校で成績最優秀のグループに属していて進学の条件を満たしているうえに、このたび学力試験を受けることでもそれは証明された。

裏口でも何でもないのだ。

合格発表の日には、わざわざその日にあわせ、過去に悠仁様が作文コンクールで入選した作品に〝盗作疑惑あり〟と報じたメディアもある。

指摘された部分を見ると、小笠原諸島の成り立ちや生態を説明する部分であり、ほとんどいちゃもんレヴェルだ。

物書きとして言わせてもらうと盗作とは、個性的文章表現や個性的ストーリー展開が、偶然では一致しえないほど似ている場合を言う。

だから普遍的表現の世界ではまずありえないことなのである。

ともあれ、まだ十五歳の将来の天皇陛下に対する集団リンチのような発狂ぶりに、さすがにこれはおかしいと気づいた人々もいたようだ。

今回の悠仁様の騒動を見ていて思い出したのは、マスコミはご誕生の際、いや、紀子様のご懐妊のときから冷淡だったということだ。

大宅映子氏は、このご懐妊を祝えないと言い、ご誕生の際にテレビ朝日のアナウンサーは黒いジャケットに白いシャツと黒ネクタイ。スタジオに飾られた花はほぼ白一色だった。

我々庶民レヴェルでは、皇室に四十年ぶりに誕生した親王殿下に、これで皇統はひとまずつながったという安堵と、将来への希望に祝福一色だったのだが、反日であるマスコミはここまで露骨な態度を示したのである。

そう言えば紀子様のご懐妊がちょうど国会会議中の小泉総理の耳元に届けられるやい

なや、かの総理は極めて暗い表情を露わにした。

小泉総理を始めとする女系論者たち、反日マスコミは、悠仁様のご誕生の前にはおそらく以下のようなシナリオを描いていたのだろう。

愛子様を女性天皇に立てる。現代の女性天皇には生涯独身を強いることが人道的に難しいので結婚される。そのお相手との間に生まれたお子さんが天皇になると女系天皇。

女系天皇は皇室の方ではなく、女性天皇のお相手の家の方。

これで皇室の歴史が終わり、日本国も解体の道を辿る。このシナリオが成り立ちそうもなくなったために、マスコミなどの反日勢力は何を始めたか。

それが秋篠宮家のご活躍をできるだけ報じず、ネガティヴに扱うということだ。

秋篠宮家は我々の目につきにくいところでボランティア活動にご熱心である。

ノブレス・オブリージュの精神からすれば当然のことだが、東日本大震災の際に眞子様がお忍びでボランティア活動を行ったこと、御用邸を被災者に解放し、ご一家が被災者のためにご活動なさったこと、今回のコロナ禍で、医療用ガウンが足りないと聞き、専門家の指導のもと、ご一家と職員総出でポリ袋を利用してガウンをつくり、三百着も寄付なさったこと……。

ところがそれらはほとんど報じられない。

紀子様の、原稿も見ず、手話と口頭によって十分以上もスピーチなさる様子も、積極的に情報を求めない者には届かない。

公務、祭祀についても報道は少なく、外国の公式訪問ですら、日本から同行する報道機関は示し合わせたように皆無なのだ（信じられないかもしれないが、本当だ）。私のような皇室ファンは現地のメディアから情報を得るしかないという有様だ。

つまりこれら反日マスコミの冷淡さは、秋篠宮家が唯一皇統を次世代につなげることのできるご一家、皇統を途絶えさせ、日本国を解体に導くことにつながらないご一家であるからこそなのである。

そんな状況の中、眞子様がKなる難ありの男にひっかかってしまい、結婚にまで突っ走ってしまったことは、彼らにとって千載一遇のチャンスであったに違いない。

国民はたった一つのスキャンダルによって秋篠宮家を全否定することになるだろう。これによって一気に愛子天皇に誘導することができる。

秋篠宮家を貶めているのは他に、ネットなどに書き込むことで報酬を得ている連中だが、マスコミやネットの煽りに乗り、口汚く罵る、本当の秋篠宮家を知らない（知らされていない）勢力も意外なほどに多い。

何という滑稽なことであろうか！

日本人自らが皇統と日本国を滅ぼすことに力を貸している。

あなたはそうではないかもしれないが、周りには、反日勢力の誘導に見事にはまっている方が多いに違いない。ぜひその方々に真相を伝えていただきたい。

ちなみに、ツイッターのフォロワーの方から、秋篠宮家を口汚く罵る先輩に何も言えなかったが、その先輩は私のコラム（産経新聞の「正論」、二〇二二年一月十九日）を読んで見事に誘導されていた自分を恥じたとの報告を受けた。

結局、このような情報の共有によってこそ皇室と日本国の滅亡の危機が救われると私は考えている。

「まだ六人しか死んどらん」とつぶやいた朝鮮学校の女生徒

東日本大震災（二〇一一年三月十一日）から十年以上の月日が流れた。だが、何年経とうが、私には決して忘れられない一言がある。

あの日、京都では揺れを感じなかったので、空前絶後の災害については少し遅れてニュースで知った。そして夕方六時頃、確定申告のために税理士さんのもとへ向かうべく外出したときのことだ。

「まだ六人しか死んどらん」という若い女の子のつぶやきが聞こえてきた。驚きのあまり声の主を特定すると、彼女は携帯の画面を覗き込んでいた。二、三人の友人がいっしょだったが、彼女たちはその言葉には無反応だった。私のすまいの近くには京都朝鮮中高級学校がある。制服からその学校の女子生徒であることは疑いなかった。

大災害で亡くなった人に対して、なぜそんな言葉が出てくるのか、人間として恥ずかしいとは思わないのか、日本人を侮辱するな、これから数が増えていくであろう死者の中にはあなたたちの同胞もいるかもしれないのに、といろいろ言いたいことがあったが、その勇気がなく、冷たい視線だけを投げかけた。

同じ年の九月二十七日に韓国の全州で行われた、サッカーのアジア・チャンピオンリーグの準々決勝第二戦、セレッソ大阪対全北（韓国）の試合で「日本の大地震をお祝い（し）ます」という垂れ幕が掲げられ、日本側の抗議でとりさげられた事件が発生した。垂れ幕を掲げた人物は、韓国国内からも猛烈に批判され、インターネット上で謝罪した。

そもそも垂れ幕を掲げたきっかけは、その前の試合で全北がセレッソ大阪に逆転負けを喫したことに対して腹がたったからだという。

試合に負けた腹いせに、日本人全体を侮辱しようとする発想が理解不能だ。先の女子生徒の友達が無反応であったこと、垂れ幕の人物が韓国内で猛烈に批判されたことからすると、コリアでもそのような人物は極めて少数なのだろう。

けれども他の国ならありえない。死者を冒瀆する、特定の国の人間を侮辱するという人物が少なからず出現するという時点でそれは異常なことだ。そのような人物が現れる背景に反日教育があることはわかっている。反日教育が、一つには自国への不満を他国へとそらそうとするための手段であることも承知している。しかし、それ以上に苛立ちを感ずるのは、そのような状況を日本政府と日本人が放置しているということだ。

同じ土俵に立つな、同じレヴェルに落ちるぞ、大人の対応をしろ、とよく言われる。けれどそれは、事なかれ主義の何ものでもないのではないか。その結果、慰安婦像が世界各地で建てられるとか、従軍慰安婦の強制連行が虚偽であったことを朝日新聞が認め、いったんは教科書から削除されても、また〝真実〟として復活するという不条理がまかり通っている。徴用工問題、軍艦島での強制労働、朝鮮学校の無償化問題……。うそと不条理だらけだ。

私は震災からちょうど十年目にあたる日の午後二時四十六分から一分間の黙禱をささげ、すべての犠牲者に哀悼の意を表した。しかしその後、心に去来したのは、こんなささいな個人的憤慨から始まった日本国と日本人に対するもどかしさだった。

日本人は優しくて強い。それはまさに、東日本大震災の際に日本人が、大災害の渦中にありながら沈着冷静で、他人を思いやる気持ちを持ち、行動できたという点で証明された。

しかし、その一方で事なかれ主義に走りやすいことも事実だ。この点をどうにかしないと、災害で滅ばなかった国が、いずれは人災で滅んでしまうのではないのか。

ポリコレという名の妖怪が徘徊している

ポリティカル・コレクトネス（性別・人種・民族・宗教などに基づく差別・偏見を防ぐ目的で、政治的・社会的に公正・中立とされる言葉や表現を使用すること。通称、ポリコレ）が幅を効かせている。

森喜朗《よしろう》東京五輪パラリンピック競技大会組織委員会会長が、言ってもいない〝女性蔑視発言〟によって辞任にまで追い込まれた。森氏は「女性っていうのは優れたあれがありまして競争意識が強い。誰か一人が手を挙げると、自分も言わなきゃいけないと思うんでしょうね、それでみんな発言されるんです」と言った。女性の優れている点を指摘しているにもかかわらず、「女性は話が長い」と端折られてしまった。

さらに発言の締めくくりとして「私どもの組織委員会にも女性は七人ぐらいいますが、みんなわきまえておられます。お話もきちんとした的を射たものが集約されて非常に役に立っています。欠員があると、すぐ女性を選ぼうということになるわけです」と、これまた、女性を絶賛しているのに、女性蔑視という真逆の判断がなされてしまったのだ。

結局、このポストは森氏でないと務まらず、委員会のメンバーをまとめあげることもできないということがあとからはっきりした。得難い人物、それも病身をおして生涯最後のつとめを無償で行っている人物を葬り去るポリコレって、いったい何なのだろう。

後任は橋本聖子氏ということになったが、男だと批判されるから女を持ってきただけとしか考えられなかった。

森氏の発言は二〇二一年二月三日のことだったが、それから一カ月後の三月三日にまた事件が起きた。参議院予算委員会で、丸川珠代《たまよ》男女共同参画担当相が選択的夫婦別姓制度に反対の文書に署名していたことを、社民党の福島瑞穂党首が追及した。

丸川大臣は具体的な答弁を避けていたが、最終的に答えたのは「家族の一体感について議論があって、これは家族の根幹に関わる議論だなという認識をもった」ということだった。

まさしくその通り！　ところが、福島氏はこの答えをもってして「男女共同参画担当相として不適格」の烙印を押したのである。またしてもポリコレだ。

そもそも、「選択的夫婦別姓」は単なる夫婦別姓ではなく、「選択的」とつくところがポイントだ。ただの夫婦別姓なら、夫婦が元々の姓を名乗り、子は慣習としてたいていの場合、父方の姓を名乗る。だから戸籍があいまいであるとか、入り乱れることがない。ところが「選択的」とすると、夫婦ごとに別姓であるか、どちらかにあわせるかという違いがあり、子が名乗る姓も父母どちらを名乗っているのかがわからない。戸籍があいまいで混乱が起こり、結局、戸籍は個人単位ということになる。丸川大臣が言うように、家族の一体感が薄れる。それは家族の根幹に関わる問題なのだ。

「家族の一体感なんて別にいいじゃない？」という議論もあるだろう。ところが、実際に選択的夫婦別姓を採用したヨーロッパ諸国では、婚姻率が四割以上も減り、離婚率も二倍以上に、そして婚外子も五割増加ということになり、まさに家族が崩壊している。

さらに青少年の犯罪が増えるのだ。家族の絆がしっかりとしていれば、こんなことをしたら家族に迷惑がかかるという思いが頭をよぎり、犯罪の抑止力となるだろう。しかし家族との関係が薄くなれば、「ええい、やってしまおう」ということになるわけだ。

家族が崩壊し、戸籍が個人単位となると、犯罪者が潜伏しやすい社会にもなるだろう。外国人による、戸籍の乗っ取り（背乗り）もしやすくなる。

このようなことから、「選択的夫婦別姓制度」は最終的には外国人参政権の成立、皇室や国家の乗っ取りと破壊にまで至るのではないかと私は考えている。

ポリコレは反論しにくい理論である。一見してどれも正しいように思われるし、反論すると差別主義者のレッテルを貼られる。それでもこのまま放置しておくわけにはいかない。

ちなみに動物行動学の観点からすると、女が夫側の姓を名乗るのは、夫に大いなる「恩」を売るためである。男はプライドを糧に生きているようなものだ。妻の側の姓を名乗ることには多大な抵抗感がある。その点、女には妙なプライドがなく、夫の姓を名乗ることに抵抗感が少ない。そうして夫に大恩を売り、結婚後の主導権を握ろうというわけである。動物としての人間の世界では、夫の姓を名乗るということ自体がすでに戦略だ。

男女平等の名のもとに、こんなとっておきの戦略を手放すなんてもったいないと思いませんか。

河野太郎氏はニホンザルのリーダーを見習ってはどうか

産経新聞（二〇二一年九月十五日付）の「正論」欄に「リーダーは力だけではなれない」と題した、自民党総裁選にまつわる私の記事が掲載された。その反響の大きさはこれまでの私の記事のうちでもたぶん一、二を争うだろうと担当者から言われた。そこで、その概要と追加の内容についてここで述べておきたい。「正論」欄は書籍化されないので、なおさら残る形にしたいと思うのだ。

二〇二一年七月末、大分県・高崎山のニホンザルの集団〈B群〉において珍事件が発生した。ヤケイという名の九歳のメスがリーダーの座についたのだ。

ニホンザルは複数のオスと複数のメス、そしてその子どもたちから成る数十頭から百頭、あるいはそれ以上のメンバーで暮らしている母系制社会である。メスはずっと集団に留まるが、オスは成熟すると他の集団に移籍する。そして母系制の社会であっても、リーダーとなるのはオス。今回メスがリーダーとなったのは大変変則的なことなのである。

ヤケイは元々おとなしいサルだったが、同年二月に二位の座にあるオスに求愛されたことをきっかけとして豹変したという。尻尾を立てて威嚇。木に登って枝を揺さぶるという、本来オスしか行わない行動をとり始めた。食事の際にも上位のオスのように、切り株や石の上でエサを頬張るようになった。

このような行動から考えられるのは、彼女は、男性ホルモンの代表格であるテストステロンのレヴェルが、メスにしては異常なくらいに高くなってしまったのではないかということだ。

そして三月、Ｂ群の「婦人会会長」、つまりメスのトップの座にある自分の母親にケンカを売り、流血の惨事となった。母親は悲鳴をあげて逃げ、こうしてまずメスのトップに登りつめた。

六月には決定的な事件が起きた。リーダーであるオスのナンチュウ（三十一歳。人間でいえば百歳くらい）が、ヤケイに噛みつかれた子ザルを助けようとしたが、逆に力でねじ伏せられたのだ。ヤケイはＢ群全体のリーダーの座に就いた。

こうしてみるとヤケイは力とケンカの強さのみでリーダーの座に就いたと言える。しかしニホンザルの社会では本来オスが、その集団にいかに長く属しているか（年功序列）と、ナンチュウが子ザルを助けようとしたように、弱きを助け、強きをくじく行動に代表される〝人格〟に優れていないとリーダー足り得ない。メスたちは最終的には〝人格〟によってリーダーと認めるのだ。

力とケンカの強さだけでリーダーの座につき、母親に反抗したり、子ザルに噛みついたりするような〝人格〟面に問題があるヤケイが、今後もリーダーであり続けることには無理があると思う。ニホンザルは秋から冬にかけてが繁殖シーズンだ。その間に何かが起きるだろうと私は予測した。

そうしたところ、二〇二一年十一月初めにあるオスの求愛を受け入れ、ヤケイのリーダーの座は危うくなるのではないかと予想された。しかし、二〇二二年三月の時点でその座はゆらいでいないとのことだ。

チンパンジーの社会もニホンザルとよく似ており、複数のオスと複数のメス、そしてその子どもたちから成る、数十頭から百頭くらいのメンバーで暮らしている。ただしこちらは父系制の社会であり、メスは成熟すると集団を出ていく。

チンパンジー社会でもリーダーはオスだ（アルファオス＝最上位のオス＝と呼ばれる）。そしてチンパンジーのオスたちは熾烈な権力闘争に明け暮れる。

オランダ出身の動物行動学者フランス・ドゥ・ヴァール氏が著書のタイトルを『政治をするサル』（平凡社）としたように、二位と三位のオスが同盟を結び、アルファオスをその座からひきずり落とすなど日常茶飯事だ。

しかしリーダーとして力やケンカの強さ以上に大事なことは、やはり〝人格〟だ。その役割はケンカの仲裁や子どもとよく遊んでやること、縄張りの見回りなどである。このように、ある程度の知能を持ち、集団で暮らす動物にとって、リーダーに最終的に要求されるものは〝人格〟なのである。

二〇二一年九月後半の我が国は自民党総裁選の真っただ中であった。ニホンザルやチンパンジーにおける力やケンカの強さに相当するものは、自民党員と党内の国会議員による、ある程度の縛りをかけられた投票数だろう。そしてニホンザルやチンパンジーの社会同様、最終的な決め手として、自民党総裁にも「人格」が何より求められる。

加えて人間の場合には「政策」がある。自民党総裁は基本的に「人格」と「政策」によって選出されることを私は願っている。ニホンザルもチンパンジーも最後は〝人格〟で選ばれるのだから。

——と、ここまでが「正論」で述べたことの概要だが、これに加えて、もしこの人が総理になったなら、日本は中国の属国となり、ウイグル、チベット、南モンゴル、香港と同じになる日もそう遠くないという件について述べたい。

それは河野太郎氏のことである。

よほど資金があるらしく、総裁選中、毎日のように私の自宅の固定電話に留守電が入っていた（私は自民党員である）。挨拶の言葉に続けて「突破力」という言葉が、その翌日は市外局番によってセリフを変えたらしく、「京都の観光を守る」「実行力」という言葉が入っていた。

河野氏は、総理の靖國参拝に反対（でも韓国の靖國に相当する国立墓地には参拝した）、原発ゼロ、太陽光発電、夫婦別姓、女系天皇容認、移民推進など売国的政策を打ち出している。出馬会見では、その時だけブルーリボンバッジ（拉致被害者奪還の意思を表わすバッジ）をつけて現れ、その後出演した番組ではバッジを外すという何とも姑息な手段を使う人間である。女系天皇容認についても出馬会見で明言しなかった。これも極めて卑怯である。

『週刊文春』（二〇二一年九月二日号）が明かしたのは、河野氏のパワハラの実態だ。エネルギー基本計画についてのオンライン会議で河野氏は、資源エネルギー庁の幹部が説明しようとしても、「はい、だめ」を連発。「日本語わかる奴、出せよ」などと恫喝、威嚇する態度をとっている。

そのエネルギー計画に関連して、こんな事実がある。

太陽光発電の主要部品を製造する日本端子という会社がある。会長は河野氏の父・洋平氏、社長が弟の二郎氏。本人は大株主である、神奈川県平塚市の同社の敷地内に河野太郎事務所がある。製造拠点は中国にある三つの工場であり、中国の責任者は中国共産党幹部である。そして何と、この日本端子は中国共産党から年間数百億円の資金を得ているというのだ。これは実に恐ろしいことではないか。

こんな恐怖の実態が、今のところネットでしか知ることができない。河野氏こそ、リーダーの条件である「人格」を欠き、「政策」も売国的。最も総理になってはならない人物なのである。

※幸いなことに二〇二一年九月の総裁選挙で河野氏は一回目の投票でも二位になり、決戦投票でも岸田文雄氏が勝った。高市早苗氏が敗退したのは残念だったが、最悪の選択を免れたのはまだよかった。

〝親友〟であり〝恩人〟である文春が絶望的におかしくなった

二〇二一年四月二十九日にYouTubeにアップされた『WiLL増刊号#499』のコメント欄が荒れている。全体に占めるバッドの割合が一八%にも及ぶという異例の事態だ（普通はせいぜい五%）。

『WiLL増刊号』編集長の白川司氏とデスクの山根真氏が語り合う、「頑張れ！　山尾志桜里」と題されたその内容をざっくり言えば、こうなる（山尾氏はその後、菅野姓となった）。

国民民主党の衆議院議員、山尾志桜里氏が『週刊文春』（五月六日・十三日ゴールデンウィーク特大号）で文春砲の標的となった。だが、文春が報じたような些末なことで、日本のために重要な仕事をしている議員をつぶすべきではない。山尾議員を応援しようではないか――。

山尾議員と言えば、かつて倉持麟太郎弁護士（専門分野は離婚と男女問題）とダブル不倫をした方。倉持氏の奥様が病気療養のため実家に戻っている隙に倉持氏の自宅で密会するという、何とも大胆不敵な行いをしている。その後、山尾氏も倉持氏も離婚したのだが、今回の文春砲は、倉持氏の元妻が二〇二〇年十月に自殺していたこと、山尾氏がJRの議員パスを私用に使い、倉持氏の自宅で氏と密会していることを暴露している。

しかし、引っかかるのは、動画の中で白川司氏が指摘しているように、二〇二〇年十月に自殺された倉持氏の元奥様の話題をなぜ今、この時期に暴露したかということだ。

そこで思い当たるのは彼女が現在、あの山尾氏が……と意外なくらい日本にとって有意義な活動をしているということだ（これは白川氏が指摘される前に私も気がついていた）。

一つは、憲法改正の議論を続けるべきだと主張し、もう一つは、自民党の衆議院議員の中谷元氏とともに、日本版マグニツキー法の成立を目指して奔走しているということだ。

マグニツキー法とは、人権侵害を行った個人や団体に様々な制裁を課すことができるという法案で、二〇一二年にアメリカで成立して以来、様々な国が後を追っている。それを日本でも成立させようというのである。

つまり、山尾氏の行っている二つの活動は、どちらも日本の国益にとって極めて大切であると同時に、中国にとっては極めてまずいことなのだ。憲法を改正されれば、日本の自衛力が大いに高まるし、マグニツキー法の成立によってウイグルなどの人権問題が日本からも攻撃されるというわけである。

ところがこんな大事な仕事をしている政治家に対し、コメントの多くは、不倫をした人間はたとえどんなよい仕事をしようが許せない、倉持弁護士の亡くなった奥様が可哀そうすぎるといった論調なのだ。そこで今回、私がこの問題をとりあげたのは、ここ数年おかしい、おかしいと思っていた週刊文春が、絶望的なレヴェルでおかしいと判明したからだ。

日本の国益のために働いている議員を叩き、結果として中国を利することになる記事を載せる……。これがもし朝日やＮＨＫのようなメディアなら、驚きはしない。けれど、文藝春秋は私にとって学生時代から憧れの出版社。たとえるなら、考え方がぴったり一致し、頭も性格もよく、正義感が強く、裏切らない親友、のような存在でもあった。

単独で出版したデビュー作が評判になり、次回作のオファーが文春から舞い込んだときには小躍りして喜んだ。それは『そんなバカな！――遺伝子と神について』という作品となり、私の代表作となった。単行本、新書などいくつもの作品を出版してもらい、週刊文春での長期にわたる連載もさせてもらうという夢のような日々を送った。編集者は精鋭ぞろいで、なおかつ皆、性格がよい。文春は風通しのよい会社であると他社からも評判だった。

そんな〝親友〟であり、〝恩人〟でもある存在がおかしくなってしまった。櫻井よしこ先生は、朝日よりひどいくらいとおっしゃっている。その原因をある方にたずねたところ、このところ左翼社長が続いたからだとの答えが返ってきた。しかしいくら左翼でも朝日よりもひどいとはどういうことか。何か大きな力が働いてはいないだろうか。

文春ですらこのように変貌するのだから、近い将来、日本国自体も同じようにおかしくなるだろう。いや、既になりつつある。であるからこそ今、我々は山尾志桜里議員のような方を応援しなくてはならないのだ。些末な出来事に惑わされている場合ではない。

学問と芸術の才能は長い時間をかけて受け継がれる

二〇二一年四月三十日、知の巨人と言われた立花隆氏が亡くなった。

立花氏の経歴を見ると、父親は教師であり、父のいとこに戦前の右翼思想家がいるとあり、極めて知的な環境にあったことがわかる。立花氏と双璧をなすもう一人の知の巨人、二〇一七年四月十七日に亡くなった渡部昇一氏の場合、経歴や出自についての記述が少ない。しかし先日、渡部氏と親しかった編集者がおっしゃったことから、山形県の造り酒屋の出身ということがわかり、やはりそうであったかと得心したところである。

私が経験上知っている学者や学問好きな人、芸術家などはほとんどの場合、地方の旧家やかつての大地主、裕福な商家などの出身である。親が都会のサラリーマンであったとしても、一代前、二代前はそのような出自であることが非常に多いのだ。京都大学のサル学の開祖とでもいうべき、今西錦司先生は西陣の織元に生まれ、大学では無給の講師だったことがある。それは実家が長者番付に載るほど裕福であったため可能だったことだ。ちなみに戦前の商家ではオーナーはあくまでオーナーであり、実際の経営にタッチしてはいけないことになっている。だからオーナーには経営など、実践的才能はなくてもよいことになる。

今西氏の弟子である伊谷《いたに》純一郎先生の場合、お父様が洋画家の伊谷賢蔵氏だが、元々は鳥取の出身。日経新聞の「私の履歴書」によると、鳥取の家の仏間《ぶつま》で生まれたという。ご先祖さまが見守る中、伊谷家の次の跡継ぎはこの子でございます、とお母さまが示すという、ある意味すさまじい状況で生まれたのだ。そのようなことが行われたのは、旧家だからこそである。そして私の恩師である日高敏隆先生は東京出身だが、日高家は元々、大分県の造り酒屋だ。なぜ学者や芸術家は旧家やかつての大地主、商家といった、裕福な階層から現れることが多いのだろう。

この件について一つにはこう考えた。芸術家の場合、それだけで食べていけるのは一握りの人間に限られる。ということは多くの場合、実家が極めて裕福でないと、そもそも芸術家を志す出発点に立つことさえできないのではないのか。学者になるにも大学院まで進学しなくてはならない。これもまた実家が裕福でないと無理だ。学問や芸術的才能については、庶民層では持っていたとしても開花させにくいということではないのか。

しかしながらその一方でこう考えた。庶民層では生きていくための処世術、如才のなさが何としても必要とされる。実践的な才能がどうしても重要なのだ。ところが旧家やかつての大地主層、あるいは商家では、そのような実践的な才能は必要とされない。いわば縛りがないわけである。その縛りのない分、学問を愛し、実際に研究するくらいの才能、芸術についても鑑賞するだけでなく、自らも実践するくらいの才能が、長い時間をかけて蓄積されてきたのではないだろうか。

学者や芸術家は、世間知らずだとか、夢想家、現実的な諸問題に対処できないとよく言われる。それは実践的才能と引き換えに学問や芸術の才能を蓄えてきた長い歴史があるからなのだ。最近では後者の考えのほうが真実に近いのではないかと思っている。

そのようなわけで私が危惧しているのは、実践的才能がなくても生きて来られた旧家や大地主層が、昭和二十二(一九四七)年、GHQによる農地改革により、没落したことだ。そうした人々には一転して実践的才能が要求されるようになった。と同時に、学問や芸術にかかわる才能が蓄積される余地がなくなってきているのである。

今はまだ遺産によって何とかなっているのかもしれない。だが、やがて遺産を食い尽くす時が来る。そうならないためにも、国家や大金持ちがパトロンとなり、学問や芸術を盛り上げてほしい。

ちなみに私自身は〝ハイブリッド〟である。世界恐慌ですっかり没落してしまった商家と普通の家のハイブリッドだ。それでも恐ろしく世間知らずで、実践的なこととなると、まったく何の役にも立たないと評されるのである。

一人の人間が思いついた社会と自然が築いてきた社会

伝統的な社会や文化というと、ひたすら古くさくて時代遅れ、しょうもないものだと考える人がいる。たとえば元大阪市長の橋下徹氏は、大阪の人形浄瑠璃という世界に誇る伝統芸能を一刀両断にした。

しかしながら私は、伝統的な社会や文化こそが最強だと考える。なぜなら、そのような社会や文化は、誰か一人の人間の思考によって考案されたのではなく、自然に生み出されてきたものであるから。しかも、何百年、あるいは何千年という時の重みに耐え、いまなお残る優れた社会であり、文化だからだ。

人間以外の動物にも社会がある。それは完全に自然にできあがったものだ。たとえばチンパンジーは複数のオスと複数のメス、そして子どもたちからなる数十頭から百頭くらいの集団で暮らしている。彼らは父系性社会であり、オスは集団に留まるが、メスは成熟すると集団から出て他の集団に移籍する。そのことによってまず近親交配が防がれる。そして集団内は乱婚的だが、それはとてもよくできたシステムなのだ。

このように複数のオスが存在する社会で、もしメスが特定のオスとしか交わらなかったらどうなるか。生まれてきた子の父親が特定されるので、父親以外のオスにその子が殺される恐れがある。しかしメスがどのオスとも交わっておけば、オスには全員心あたりがある。子を殺すと、我が子を殺すことにもなりかねず、殺されずにすむのである。

このような社会はチンパンジーの誰か一頭が頭で考えたのではなく、自然とできあがってきたものだ。その過程で、よいシステムと悪いシステムが振り分けられる。

たとえば、メスが集団から出ていかない性質を持っていると、近親交配が起き、二つそろうと有害な効果を及ぼす劣性の遺伝子がそろってしまうという弊害がある。だからそのような性質自体、次の世代以降に伝わりにくく、不都合な性質はやがて消滅する。このような淘汰の過程を経て、メスが集団を離れることや、乱婚的であるという社会ができてきたのだ。人間の社会や伝統も、このようにまずは自然にできてきただろう。

しかし人間の場合、言語が備わったあとは人々が知恵を出し合い、こうしたほうがいいのではないか、という改革はなされたはずだ。その改革は、よければ残る、よくなければ残らないという淘汰の過程を経ただろう。そうして人間は、伝統的社会や文化を尊重し、根本から覆すということは、ある時期まではしなかったはずだ。

その社会を根本から覆す試みとして登場したものの一つが、マルクスを祖とする共産主義だ。一人の人間が頭で考え、こういう社会ならよくなるはずだと考えた、自然にできてきたものではない社会。共産主義が失敗に終わったことはソ連の崩壊を見れば明らかなのだが、それでも名を変え、手法を変えて蘇っていることは門田隆将氏の『新・階級闘争論』（ワック）を読むとわかる。

そして山口敬之氏の『中国に侵略されたアメリカ』（ワック）によると、共産主義の中でも毛沢東主義《マオイズム》は衰えることなく、じわじわと、特にアメリカに浸透している。毛沢東主義は民衆を分断し、恐怖によって支配すること、貧困層に巧妙に取り入ることが特徴であるという。同書のあとがきには、日本でも「自由・平等・博愛」を掲げる「フランス革命至上主義者」(この思想もまた一握りの人間が頭で考えたものである)と、社会に分断と憎悪を植え付ける「毛沢東主義者」が連携し、あらゆる階層に侵入し、跋扈《ばっこ》しているとある。

では、それらにどう対抗すべきなのか。ヒントとして山口氏が引用したのが「保守思想の父」とされる、イギリスのエドマンド・バークの主張だ。

「個々の人間の知性や理性には限界がある」「フランス革命のような『短期間に考案された、不完全な人間による不完全な思考の産物』によって、社会を革命的に変化させるべきではなく、長い時を経て醸成された伝統や文化という『集合知』こそ重視すべきだ」

一人、あるいは数人が短期間に考えた社会や文化ではなく、大勢の人間が長い時間をかけてつくりあげた社会や文化こそが大事と言う意味だ。

バークを知らなかった私が独自に考えた、伝統的社会や文化がいかに優れているかという論とほぼ同じ内容なのである(ちょっと自慢させてもらいました)。

竹内久美子（たけうち　くみこ）
1956年、愛知県生まれ。1979年、京都大学理学部卒。同大学院で動物行動学専攻。1992年、『そんなバカな！　遺伝子と神について』（文春文庫）で第８回講談社出版文化賞「科学出版賞」受賞。ほかに『浮気人類進化論―きびしい社会といいかげんな社会』（晶文社・文春文庫）、『世の中、ウソばっかり！―理性はわがままな遺伝子に勝てない!?』（PHP文庫）、『ウエストがくびれた女は、男心をお見通し』『「浮気」を「不倫」と呼ぶな　―動物行動学で見る「日本型リベラル」考』（ワック）など著書多数。

女《おんな》はよい匂《にお》いのする男《おとこ》を選《えら》ぶ！ なぜ 動物行動学《どうぶつこうどうがく》で語《かた》る“男《おとこ》と女《おんな》”

2022年７月４日　初版発行

著　者　竹内 久美子

発行者　鈴木 隆一

発行所　ワック株式会社
東京都千代田区五番町 4-5　五番町コスモビル　〒 102-0076
電話　03-5226-7622
http://web-wac.co.jp/

印刷製本　大日本印刷株式会社

ISBN978-4-89831-866-9